河南中医药大学第一附属医院

全国名老中医药专家传承工作室建设项目成果

当代名老中医临证精粹丛书·第一辑

郭淑云

论治脾胃病

主编

邵明义　李墨航　李富成

总主编　朱明军

全国百佳图书出版单位

中国中医药出版社

·北京·

图书在版编目（CIP）数据

郭淑云论治脾胃病 / 邵明义，李墨航，李富成主编 .—北京：中国中医药出版社，2021.11

（当代名老中医临证精粹丛书 . 第一辑）

ISBN 978-7-5132-7259-9

Ⅰ . ①郭⋯　Ⅱ . ①邵⋯ ②李⋯ ③李⋯　Ⅲ . ①脾胃病—中医临床—经验—中国—现代　Ⅳ . ① R256.3

中国版本图书馆 CIP 数据核字（2021）第 215427 号

中国中医药出版社出版

北京经济技术开发区科创十三街 31 号院二区 8 号楼

邮政编码　100176

传真　010-64405721

河北省武强县画业有限责任公司印刷

各地新华书店经销

开本 880×1230　1/32　印张 7.5　彩插 0.25　字数 164 千字

2021 年 11 月第 1 版　2021 年 11 月第 1 次印刷

书号　ISBN 978 - 7 - 5132 - 7259 - 9

定价　49.00 元

网址　www.cptcm.com

服务热线　010-64405510

购书热线　010-89535836

维权打假　010-64405753

微信服务号　zgzyycbs

微商城网址　https://kdt.im/LIdUGr

官方微博　http://e.weibo.com/cptcm

天猫旗舰店网址　https://zgzyycbs.tmall.com

如有印装质量问题请与本社出版部联系（010-64405510）

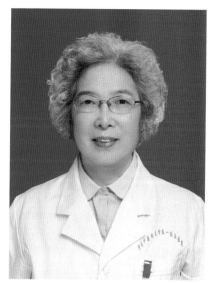

郭淑云教授工作照

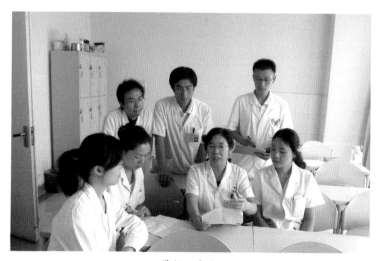

带教研究生

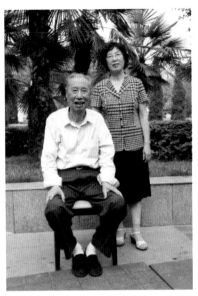

在完成国家"十五"科技攻关课题时与李振华老师（左）合影

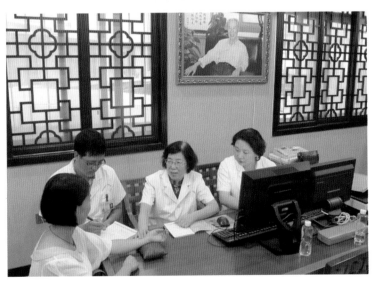

五批师承师徒诊病

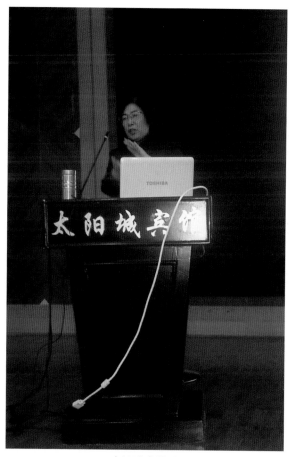

为规培生授课

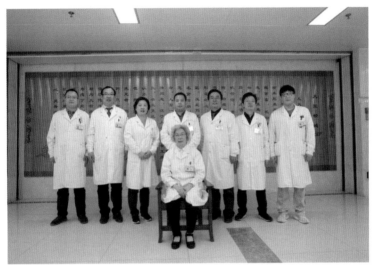

郭淑云教授（前排中）与工作室成员合影

本书编委会

总序 1

中医药学博大精深，具有独特的理论体系和疗效优势，是中国传统文化的瑰宝，也是打开中华文明宝库的钥匙，为中华民族的繁衍昌盛做出了不可磨灭的巨大贡献。当下，中医药发展正值天时地利人和的大好时机，"传承精华，守正创新"是中医药自身发展的要求，也是时代主题。党和国家高度重视中医药事业的发展，陆续出台了一系列扶持中医药传承工作的政策，以推动名老中医经验传承工作的开展。

河南地处中原，天地之中，人杰地灵。中原大地曾经孕育了医圣张仲景，时代变迁，医学进步。河南中医药大学第一附属医院经过近70年的发展，涌现出了一大批中医药大家、名家，这些名老中医几十年勤于临床，他们奉献了毕生心血，专心临床，服务人民。为更好地传承学习这些名家的学术思想，医院组织撰写了《当代名老中医临证精粹丛书》。该丛书汇集了河南中医药大学第一附属医院名老中医毕生宝贵经验，从临证心得、遣方用药、特色疗法等不同方面反映了老中医们的学术思想。他们之中很多人早已享誉医坛、造福一方，在省内乃至全国均有较大的影响。如国医大师李振华，全国名中医崔公让、丁樱，全国中医药高校教学名师赵文霞等，这些中医专家在内、外、妇、儿等疾病治疗和学术研究等方面均有很高建树。

该丛书内容丰富、实用，能为后来医者开阔思路、指明方向，为患者带来福音，对中医药事业的发展可谓是一件幸事。相信这套丛书的出版，一定会受到医者的青睐，各位名老中医的学术思想和临证经验一定会得到更好的继承和发扬。

整理名老中医的学术思想和临床经验并付梓出版，是中医药传承创新的最好体现，也是名老中医应有之责任和自我担当。值此盛世，党和国家大力支持，杏林中人奋发向上，定能使中医药事业推陈致新，繁荣昌盛，造福广大人民健康，是以为序。

中央文史研究馆馆员

中国工程院院士

中国中医科学院名誉院长

王永炎

2021 年 9 月

总序 2

名老中医是中医队伍中学术造诣深厚、临床技艺高超的群体，是将中医理论、前人经验与当今临床实践相结合的典范。对于名老中医学术思想和临证经验的传承和发扬，不仅是培养造就新一代名医，提高临床诊治水平的内在需求，也是传承创新发展中医药学术思想工作的重要内容，更是推动中医药历久弥新、学术常青的内在动力。我在天津中医药大学和中国中医科学院任职期间都将此事作为中医药学科建设和学术发展的重要内容进行重点规划和落实，出版了系列的专著。留下了几代名老中医殊为宝贵的临床经验和学术思想，以此告慰前辈而无愧。

河南地处中原，是华夏文明的发祥地，也是中医药文化发生、发展的渊薮。历史上河南名医辈出，为中医学的发展做出了重要贡献。南阳名医张仲景的《伤寒杂病论》及其所载经方，更是被历代医家奉为经典，历代研习者不计其数，正所谓"法崇仲景思常沛，医学长沙自有真"。此后，攻下宗师张从正、医学泰斗滑寿、食疗专家孟诜、伤寒学家郭雍、温病学家杨栗山、本草学家吴其濬等名医名家，皆出自于河南。据考，载于史册的河南名医有一千多人，流传后世的医学著作六百余部，这是河南中医的珍贵财富。

河南中医药大学第一附属医院始建于 1953 年，建院至今先后涌现出李振华、袁子震、吕承全、李秀林、李普、郑颉云、黄明志、张磊等一批全国知名的中医大家。医院历届领导均十分重视名老中医药专家的学术经验传承工作，一直投入足够的财力和人力在名老中医工作室的建设方面，为名老中医药专家学术继承工作铺路、搭桥，为名老中医培养继承人团队。医院近些年来乘势而上，奋发有为，软硬件大为改观，服务能力、科研水平及人才培养都取得令人瞩目的成绩。特别是坚持中医药特色和优势，在坚持传承精华，守正创新方面更是形成了自己的特色。集全院力量，下足大功力，所编著的《当代名老中医临证精粹丛书》的出版就是很好的例证。

　　该丛书内容详实、治学严谨，分别从医家小传、学术精华、临证精粹、弟子心悟等四个章节，全面反映了诸位名老中医精湛的医术和深厚的学术洞见，结集出版，将极大有益于启迪后学同道，故乐为之序。

中国工程院院士

天津中医药大学　名誉校长

中国中医科学院　名誉院长

2021年9月于天津团泊湖畔

张伯礼

总序 3

欣闻河南中医药大学第一附属医院与中国中医药出版社联合组织策划编写的《当代名老中医临证精粹丛书》即将出版，内心十分高兴，入选此套丛书的专家均为全国老中医药专家学术经验继承工作指导老师，仔细算来这应该是国内为数不多的以医院出面组织编写的全国名老中医临证经验丛书，可见河南中医药大学第一附属医院对名老中医专家经验传承工作的高度重视。

河南是中华民族灿烂文化的重要发祥地，也是中医药文化的发源地、医圣张仲景的诞生地。自古以来就孕育培养了诸多中医名家，如张仲景、王怀隐、张子和等；也有很多经典中医名著流芳千古，如《黄帝内经》《伤寒杂病论》《太平圣惠方》《儒门事亲》等；中华人民共和国成立后，国家中医药管理局开展全国名老中医药专家学术经验继承指导工作及全国名老中医药专家工作室建设，更是培养出一大批优秀中医临床人才和深受百姓爱戴的知名医家。实践证明，全国老中医药专家学术经验继承工作是继承发扬中医药学，培养造就高层次中医临床人才和中药技术人才的重要途径，是实施中医药继续教育的重要形式。这项工作的开展，加速了中医药人才的培养，推进了中医药学术的研究、继承与发展。

作为河南中医药事业发展的排头兵，河南中医药大学第一附属医院汇集了众多知名医家。这套丛书收录了河南中医药大学第一附属医院名老中医的特色临证经验（其中除国医大师李振华教授、全国名老中医冯宪章教授仙逝外，其余均健在）。该丛书的前期组织策划和编写工作历时近两年，期间多次修订编纂，力求精心打造出一套内容详实，辨证精准，笔触细腻的中医临床经验总结书籍。相信通过这套丛书的出版一定能给广大中医工作者和中医爱好者带来巨大收益，同时也必将推进我省中医药学术的研究、继承与发展。有感于此，欣然为序。

最后奉诗一首：

中医一院不寻常，
诸位名师泛宝光。
继往开来成大统，
章章卷卷术精良。

国医大师　张磊

2021 年 10 月

丛书编写说明

河南中医药大学第一附属医院经过近70年栉风沐雨的发展，各方面建设都取得了长足的发展，特别是在国家中医药管理局开展全国名老中医药专家学术经验继承指导工作及全国名老中医药专家工作室建设工作以来，更是培养了一大批优秀的中医临床人才和深受百姓爱戴的知名专家，为了更好地总结、凝练、传承这些大家、名医的学术思想，展现近20年来我院在名老中医药传承工作中取得的成果，医院联合中国中医药出版社策划编撰了本套丛书。

该丛书囊括我院内、外、妇、儿等专业中医名家的临证经验，每位专家经验独立成册。每册按照医家小传、学术精华、临证精粹、弟子心悟等四个章节进行编写。其中"医家小传"涵盖了医家简介、成才之路；"学术精华"介绍名老中医药专家对中医的认识、各自的学术观点及自身的独特临证思想；"临证精粹"写出了名老中医药专家通过多年临床实践积累的丰富而宝贵的经验，如专病的临床诊疗特点、诊疗原则、用药特点、经验用方等；"弟子心悟"则从老中医们传承者的视角解读对名老中医专家中医临证经验、中医思维及临床诊疗用药的感悟，同时还有传承者自己的创新和发挥，充分体现了中医药传承创新发展的基本脉络。

本套丛书着重突出以下特点：①注重原汁原味的传承：

我们尽可能地收集能反映名老中医药专家成长、成才的真实一手材料，深刻体悟他们成长经历中蕴含的学习中医的心得，学术理论和临床实践特色形成的背景。②立体化、全方位展现名老中医学术思想：丛书从名老中医、继承者等不同角度展现名老中医专家最擅长疾病的诊疗，结合典型医案，系统、全面地展现名老中医药专家的学术思想和临证特色。

希望本套丛书的出版能够更好地传播我院全国名老中医专家毕生经验，全面展现他们的学术思想内涵，深入挖掘中医药宝库中的精华，为立志传承岐黄薪火的新一代医者提供宝贵的学习经验。为此，丛书编委会的各位专家本着严谨求实、保质保量的原则，集思广益，共同完成了本套丛书的编写，在此谨向各位名老中医专家及编者表示崇高的敬意和真诚的谢意！

丛书在编写的过程中，得到了王永炎院士、张伯礼院士、国医大师张磊教授等老前辈的指导和帮助，在此表示衷心的感谢和诚挚的敬意！

河南中医药大学第一附属医院

2021 年 8 月 30 日

本书前言

中医药学源远流长，博大精深，是中华民族长期与疾病作斗争的智慧结晶和经验总结，其可靠的、无可替代的临床疗效在保障人民健康和生命、促进华夏民族的繁衍昌盛方面具有独特的优势，而其之所以能数千年来长盛不衰、日益璀璨，是因为历代医家在继承中求创新、于创新中求发展。因此，中医药学者对于来自临床的经验给予总结与整理，从而使之得以传承、光大，是其工作中义不容辞的责任。

本书分四章。"医家小传"叙述郭淑云教授走向习医之路的时代背景和经过、工作经历、成长过程及跟随首届国医大师李振华先生研习脾胃学说的体会；"学术精华"中的内容均为以往在医教研工作中实践的总结，论述了个人的学术观点和诊治疾病的临床经验，其中如"临证中的六个相结合""病发于肝，治重在脾""胃病中的有形之瘀与无形之瘀""活用枳术汤方，治疗脾胃疾病"等具有一定的学术特色；"临证精粹"选取了脾胃系统中最常见的胃痛、胃痞、呕吐、泄泻、便秘5种疾病，在辨证思路、临证择方及方药分析等方面阐述了诊疗体会；"弟子心悟"摘选了河南省首批青苗培养人才随师学习中的体会，论述了古方今用的体验。

本书理论紧密联系实践，真实介绍了个人的部分学术思想和临床治验，具有一定的临床参考价值。然而，随着医疗实践和科学研究的深入，加之编者水平有限，书中不足之处在所难免，敬请医界同仁提出宝贵意见，以期今后进一步完善修订。

本书编委会
2021 年 2 月

目录

第三章　临证精粹

第四章　弟子心悟

第一章
医家小传

郭淑云，女，汉族，1953年12月生，河南省郑州市人，河南中医药大学第一附属医院教授（国家二级）、主任医师，从事脾胃肝胆疾病的研究与诊治已40余年。现兼任中国医药教育协会消化道疾病专业委员会常务委员，中华消化身心联盟河南省委员会首届理事，河南省营养保健学会爱心善行工作委员会常务理事。

一、初中时步入医路，农场里踏进中医学堂

郭淑云教授1966年小学毕业时适逢"文革"开始，全国的学校基本上都处于休学状态，1968年就近在郑州第十六中上学。由于当时正值学习、落实、开展伟大领袖毛主席"六·二六"指示"把医疗卫生工作的重点放到农村去"，举国上下都非常注重培养基层的医务人员，工厂在培养"红工医"，农村在培养"赤脚医生"，倡导用"一根针，一把草"的理念为患者治疗疾病。当时，郑州第十六中要选两名学生学习针灸，郭教授有幸被学校选中到郑州市中医院学习针灸。当时，郑州市中医院的针灸在河南省非常有名，有些针灸医生的针术达到了"飞针"的水平。所谓飞针，是说在眨眼的工夫，患者还没反应过来，而针灸针已刺入穴位，说明进针之快。郭教授当时跟随一位侯老先生学习针灸，边看边学，背诵经络、腧穴、主治病症及歌诀，诸如"肚腹三里留，腰背委中求，头项寻列缺，面口合谷收"等，约半个月后在老师的指导下为患者起针，平时在用布包裹着棉花球上练指力，稍熟练后又在自己身上尝试扎针，体验酸沉麻木的得气

感。这样又过了一个多月，老师先让郭教授在患者较为安全的四肢穴位进针，待技艺手法较为成熟后便在老师的点拨指导下，学习在腹背、头部的穴位进针。整整实践了一年半的时间，郭教授已能应用针灸熟练地治疗一般性疾病，同时也深感到针灸的简便廉验以及见效快的特色，通常几根针便可解决患者的病痛。实践证明，针刺疗法从古至今，从国内到国外，益加被世人所喜爱，郭教授在中学有一半时间是在医院学习针灸中度过的。

1970 年 12 月，作为知青，郭教授被分到郑州郊区的"五七青年农场"，当时青年农场的人员由原来上学时的学生组成，原来的班被命名为排，一个学校同一届的学生在一个乡村内驻扎安营称为一个连队，由于郭教授有学医的经历，自然成了连队里的"卫生员"，那时她才十七八岁，买了当时很畅销的《赤脚医生手册》自学。平时同学中有感冒发烧、胃痛腹痛、创伤等小病，郭教授则根据病情或给药或打针或施针灸等，开心、快乐地忙活着，时常有点小成就感。1972年，农场厂部从各个连队抽送卫生员到郑州市骨科医院学习，郭教授又被送去学习半年，骨科医院虽然以骨科为主，但也有内科，郭教授学习以内科为主的专业知识。这两次学习为郭教授的医学之路奠定了基础。

1974 年，经推荐，郭教授踏入了河南中医学院（现河南中医药大学）的校门，成了一名能够正规学习的医学生，在上学期间背诵中医基本理论、中药、方剂、经典著作，学习各门医学课程，参加医学实践等，自此，郭教授正式踏上了从医之路。

二、当教师，刻苦严谨治学；师大医，研习脾胃学说

1977 年，为期 3 年的学习结束，毕业后郭教授被分配到河南中医学院内科教研室成为一名中医内科教师。这个机遇也是她自己不断努力、不断向上、不断进取的一个新起点。内科教研室主教中医内科，这是一门最主要的临床课，所以学院要求相关教师无课期间要去临床参加诊疗。刚承担教学工作时郭教授备课时很下功夫，可以做到脱稿讲授，那时老教师常教导年轻的教师：要想给学生灌输一碗水的知识，自己得有一桶水。因临床课的内容多是纯理论，学生不免感到枯燥，而郭教授当时临床经验较少，于是尽量多看古今名家医案如《叶天士临证指南医案》《景岳全书》《四圣心源》《脾胃论》，以及现代的岳美中医案、蒲辅周医案等，并将其所需内容引入课堂，还把中医四大经典中的经典条文抄写在小本子上，随身携带，随时背诵，这样讲课时便能引经据典，起到画龙点睛的作用。那两年郭教授的主要工作任务就是跟随老教师听课，自己讲课，另外每周定时跟随教研室的中医专家袁子震老师去门诊，如此，以理论指导教学与临床，临床又使理论得以提升，反馈于课堂，教学相长，受益颇大。

1979 年，学校开始招收研究生，其中必考英语，郭教授英语底子差，于是加强英语学习成了重中之重。有一段时间，学校每周两个晚上都有外语教研室主任亲自给老师们讲课，学风甚浓。开始郭教授听着很吃力，后来一位学友借给她一本薄冰老师写的英语语法书，郭教授看后爱不释手，茅塞顿

开，赞叹世上竟有这么好的书，因别人的书终究是要归还的，于是郭教授把全书的内容都抄写了下来。因此，为了考上研究生，郭教授也是非常地努力学习，在无教学任务时，每天做的三件事便是吃饭、学习、睡眠。她要求自己每天写两个"正"字，每写一笔代表自己学习了1个小时，每天必须坚持学习10个小时，如果今天少学1个小时，明天必定要多学1个小时来补上这一笔。1982年，郭教授终于实现了愿望，考上了敬重已久的首届国医大师李振华教授的研究生，从事脾胃疾病的研究与诊治。3年读研期间，在老师"医学乃仁人之术，学医必具仁人之心，以仁为本，济世活人，方可学有成就而达良医"的教诲下，在老师"勤、恒、精、博、悟"治学经验的熏陶鞭策下，在老师要求医学生必须做好三通即"文理通，医理通，哲理通"，要"哲眼看中医"的严格要求下，郭教授倍加努力学习，不断进取，其间曾协助老师起草国家"七五"科技攻关项目"慢性萎缩性胃炎脾虚证的临床及实验研究"的科研项目，并跟随老师参加了第五版《中医内科学》教材教学参考资料的编写工作。1984年教学参考资料第一次编写工作在郑州召开，会议上讨论了在李老师指导下、郭教授所写的"积聚"病样稿。当时为了写好这个病，郭教授翻看了学校图书馆很多有关积聚的书，然后把资料收集起来，非常认真地完成了这篇样稿的撰写。当时参加会议的专家有南京中医学院的周仲瑛院长、四川中医学院的李明富院长，还有北京、上海、福建、湖北、河南等7所中医院校的专家，大家经过讨论一致同意将这篇"积聚"的样稿作为《中医内科学》的编写体例样稿。1985年，郭教授研究生毕业后又回到了河南中医学院中医内科教研室进行内科教学、临床工作。三年的研究生学习，定下了郭教授从事脾胃肝胆疾病研究诊治的方向，至今仍坚持每周 5 个半天的门诊，从事本专业疾病的研究与诊治。

三、跟名师，学临床，做科研

郭教授的导师李振华是位出色的教育家。他在授课时，善于运用唯物辩证法分析问题，以整体观、对立统一观、动态平衡观等角度将中医学理论体系展现在我们面前，听李老讲课不仅是汲取知识的过程，更是一种精神上的享受，同时也深为他博大精深的中医理论和精湛的演讲技艺所折服。有一次李老给学生讲鼓胀等疾病，因其中医功底非常扎实，一连串的证候群都是不假思索就脱口而出，把肝脾肾的功能、相互间的生理关系，以及病理情况的相互影响，气血水的生成、如何相互为病等讲得淋漓尽致，极其透彻，大家都听得如食甘饴，如痴若醉，深深为他博大精深的中医理论和精湛的演讲所折服。令郭教授终生难忘的就是初次听李老的几堂课。

李老还是位全国中医学名家。他谙熟医理，善于辨证施治，在诊治疾病时，通过辨别病因、病机、病位、病态、症状、舌苔、脉象等环节，详察表里虚实寒热，既注重人体与外在环境的联系，又注重个体体质的差异，同病异治或异病同治，处方大小及药量的多寡则因人、因病、因时而异，对于疑难病症或罕见之疾，则知常达变，独辟蹊径，往往收桴鼓之效。有一次，郭教授在李老家，正好碰到一位肾病患者求诊，李老在诊脉的同时望了下患者的舌头，就说："你不肿。"郭教授当时有点惊愕，心想老师只切了脉，没触诊皮肤等其他部位，也没有问诊，而慢性肾病通常是有下肢水肿的。时值秋日，患者衣衫遮体，李老是怎么认定她一定没有水肿呢？郭教授就纳闷地问："老师，你没看也没问怎么知道她没有水肿啊？"李老一语道出病机说："她是阴虚，阴虚不肿。"是啊！单纯的阴虚怎么会肿呢！原来李老是通过望舌、诊脉抓住了病机关键。的确，李老在诊病中特别善于诊脉，尤重舌诊，通过望舌、诊脉，就能判断患者的寒热虚实与病变的脏腑，经常是还没问诊就能说出患者一系列的病症，而患者则惊叹地连连点头说"对、对、对"，或"有、有、有"，很是神奇。道其缘由，其实是李老善于诊脉、望舌，通晓病机与证候间的关系。同时，李老也常以其精妙的方药与配伍，而使一个个疑难病、危重病，由重转轻，化险为夷，使不治之证转为可治之证。李老晚年精研脾胃学说，非常重视脾胃之气在人体中的重要作用，推崇"四季脾旺不受邪"。他常讲"善治者，惟在调理脾胃"；基于脾胃之间纳化升降的表里关系提出"脾胃病不可单治一方"；根据脾胃与肝脏之间生克乘侮的关系，又提出："治脾胃病必须紧密联系于肝"；对于慢性胃病，倡导"以脾胃肝三脏腑动态辨治"的原则，以及"胃阴虚证，用药适宜轻灵甘凉""脾病多湿，利湿亦即所以健脾""四诊合参，诊病重视望舌诊脉"等学术思想与观点而取得极佳的临床疗效。所以通过随师学习，聆听教诲，耳濡目染，潜移默化使郭教授也培植出根深蒂固的"重脾胃学术观点"。2004—2017 年，郭教授跟随李老完成了国家"十五"科技攻关计划"李振华学术思想及临证经验研究"、"十一五"国家科技支撑计划"李振华治疗慢性萎缩性胃炎临床经验应用与评价研究"、"十二五"国家科技支撑计划"李振华治疗慢性萎缩性胃炎脾胃肝动态辨证特色辨证方法的传承研究"，不仅领悟了他的学术思想，还学会了很多临床诊治疾病的独到用药经验。如果说 1982 年考上研究生跟随李老学习是郭教授人生台阶的新起点，在这个学习阶段郭教授学会要具有仁心仁术的医德和学习中医的方法，那么这 10 余年来跟随李老亲自完成 3 个五年的国家课题研究，则是又一个新的征程和飞跃，同时，使自己对李老诊治脾胃病学术思想及用药有了更为深入的学习、理解与体会，并以此指导运用于临床。李老的谆谆教诲，高尚的医德，博学的造诣，精湛的医技，也时时影响、鞭策、激励着后人的学习与工作，并受益终生。

四、三尺讲台，诲人不倦

高等院校是知识创新、传播和应用的主要基地，是培育创新精神和创新人才的重要摇篮，而教师是学生思想进步和增长知识的导师。因此无论教书与培养研究生，均当注重对学生的精神文明、思想品德等方面的教育，并结合本专业特点时时叮嘱学生必须时刻将患者的病痛放在心上，讲医德，讲医技。在教学中，郭教授以培养优秀的中医药人才为己任。中医内科学是教学生如何识病、诊病、治病的临床课程，郭教授将丰富的临床知识与诊治疾病的心得体会融汇其中，可使学生对疾病的发生、发展、转归、愈后等方面有更深入的了解与掌握。她还常将国内外学术的新进展、名老中医的宝贵经验及自己的临床心得，融入授课内容，使讲课内容翔实生动，并强化在临床中带教，带领研究生及学生亲临患者，在实践中学习提高，不但使理论指导实践，同时在实践中学习，提高了教学质量，强化了临床技能，培养了临床实战的理性认识，使学生切实学会了诊治疾病的辨证方法和选方用药。数十年来，郭教授在三尺讲台前倾心传教，培养出了一批批学生，带教出一届届的研究生，桃李不言，下自成蹊，诲人不倦，勤耕不辍，受到历届学生的好评，并得到同仁的认可，于2001年被评为河南省文明教师。

在多年的教学之余，郭教授主编了临床医学书籍如《中医内科临证验案》、副主编《常见危急重症的中西医诊治》《消化病学》《实用医师临床手册》《四大怀药研究与应用》、合编了《实用内科教学参考资料》《高等中医自学应试指南》等医学专著，这些著作对提高教学质量、拓宽医学生及医师的临床知识，增强其诊断思路，以及在培养更高水平和适合现代社会创造性人才方面起到了很大的作用。尤其是1998年郭教授主编的《中医内科临证验案》一书，荟萃收录了现代名医大家及中青年医生的临床精辟见解，该书出版仅一年即被应邀再版，证明该书以其丰富的内容、宝贵的经验而深受欢迎。近10余年，郭教授跟随李老编写了《中国百年百名中医临床家丛书——李振华》《李振华医案医论集》《李振华学术思想与治验撷要》《国医大师李振华学术传承集》《国医大师李振华》《中医脾胃病学》等，这些著作全面、完整地记录了国医大师李振华教授的学术思想及宝贵的临床经验，为名老中医的传承起到承前启后的作用，也为中医学宝库留下了珍贵的史料。

五、科研探幽，承古拓新

临床中可以孕育出科研的灵感，而科研又带动着临床的发展，在医学发展的今天，科研所向往往是本领域发展的前沿或需要探索解惑、开拓创新的领域所在，在高校是必须要做的常务工作，所以在临床教学之余，郭教授主持及参加了多项科研项目。如主持研制"润肠通便浓缩丸"作为医院内部制剂应用于临床，经多年来的实践证明，其治疗各种类型的便秘疗效显著，优于同类产品，且因其服药方便、老少咸宜、见效快捷而备受患者称誉，同时为医院创立中医药专业领域的治疗特色等做出了一定的贡献，2004年经有关专家鉴定已达国内领先水平；主持了河南省科技攻关项目"萎胃康冲剂治疗慢性萎缩性胃炎的临床研究""复方玄连颗粒冲剂提高消化性溃疡愈合质量及抗复发的临床研究""健脾活瘀方治疗慢性萎缩性胃炎（脾虚血瘀证）的临床观察及对血浆 ET 水平的影响""复方玄连颗粒治疗胃溃疡的临床观察及对患者血中 EGF（表皮生长因子）影响的研究"，参加了"香砂温中汤治疗慢性萎缩性胃炎的临床研究"等科研项目。2004年在李老的带领下，郭教授相继完成了"十五"国家科技攻关计划项目"李振华学术思想及临床经验研究"，与课题组的同道一起，将国医大师李老的学术思想、临证经验、成才之路、读书心要、传承方法等方面进行了整理、研究与总结；国家"十一五"科技支撑计划"李振华治疗慢性萎缩性胃炎临床经验应用与评价研究""十二五"国家科技支撑计划"李振华治疗慢性萎缩性胃炎脾胃肝动态辨证特色辨证方法的传承研究"，将李老治疗慢性萎缩性胃炎的临床经验和治疗慢性胃病需脾胃肝脏腑动态辨治的方法和临证用药经验做了完善的总结和推广，并撰写成书，传承于世，供后人习用。

第二章 学术精华

一、注重临证中的六个相结合

在临床诊治疾病中，医生面对的有常见病、疑难病、危重病；有易治者，有难疗者；有可治者，也有不可医者；还有在看似不可治的情况下，经医者悉心努力救治，而使病情由重转轻、由危转安者。面对种种病情，郭教授依其临证体会，总结出了6个相结合：中医辨证与西医辨病相结合，宏观辨证与微观辨病相结合，辨证论治与对胃黏膜相的观察相结合，中医辨证论治与专方专药相结合，整体用药与局部用药相结合，中药内服与外治疗法相结合。郭教授将其运用于临床诊治疾病中，认为这6个相结合不仅关乎疾病治愈的进程，而且决定着治疗的转归与成败。

（一）中医辨证与西医辨病相结合

国医大师李振华教授曾讲："中西医是截然不同的两种理论体系……各有其长。中医在诊治疾病时，应以中医理法方药为体，通过四诊进行辨证治疗，同时以西医的各种检查仪器为用。西医的检查仪器是来帮助了解病情、确诊疾病的现代方法，它是判断疾病、了解病变的部位、病情的轻重、疾病的预后、治疗的效果等，可为中医治疗提供数据……"据此，在临床上，我们将其概括为以下几个方面并恰当应用。

1.有助于客观判断疾病的性质、轻重及预后

西医诊断（理化、影像等检查）有助于客观判断疾病的

性质、轻重及预后，从而为治疗确立适宜的治疗方案。

如胃痛一证，可见于多种疾病，如急慢性胃炎、胃及十二指肠溃疡、胃痉挛、胃下垂、胃癌等。虽然这些疾病都可表现为上腹部疼痛，但在治疗方法上，不仅在西药的使用上不一样，在中药的治疗上也各有特点。如胃炎和胃及十二指肠溃疡在辨证论治的基础上，可考虑加入保护胃黏膜的药物如白及等；对于胃痉挛所出现的挛急疼痛者，则需治以缓急止痛；影像学检查所提示的胃下垂，则需伍入升提中气之药；胃癌患者需按胃癌的分期与分类等进行适宜治疗。所以，根据理化等检查结果所得出轻重不同的病情、发病不同的阶段，也提示在当今医疗条件下，应当采取何种治疗措施最为妥当。

2. 有助于把握药物的选择与应用

中医与西医在临床治疗疾病时各有优势，临床当扬其所长，以更好、更快地控制疾病。如乙型肝炎、丙型肝炎在发病过程中病毒复制猖獗时，可以选用核苷类药物以抑制病毒的复制，而在改善肝功能及肝纤维化时则发挥中医药的优势，以降低转氨酶，改善肝功能及肝纤维化；又如根据治未病的特色，对易于反复发作的消化性溃疡，在其未复发时通过健脾养胃、化瘀通络、调畅胃腑等多靶点、多环节、多层次、多方位的治疗，提高胃黏膜防护抗病的功能，削弱致病因子的攻击作用，以使溃疡不再复发。如郭教授曾治疗一消化性溃疡患者，每年 12 月 5—25 日因消化性溃疡发生消化道大出血，每次大出血均需到医院输血抢救治疗，此情况已持续 4

年。2006年10月患者到门诊要求服中药期望防止溃疡出血的复发。由于当时已至秋末，气候已凉，加之患者畏寒、食少、面色萎黄，辨为脾胃虚寒证，以温中健脾养胃为主、行气活瘀和胃等为辅加减调治2月余，之后患者的溃疡出血未再复发。

3.判断治疗的效果与转归

通过客观检查可判断治疗的效果与转归。如在肝病治疗时，胆红素持续升高，凝血酶原时间持续延长，到了重肝的程度；或肾病患者血肌酐、尿素氮持续升高到了肾衰的程度。此时应及时告知患者家属病情的安危预后等相关情况，以就目前的医疗水平提供适宜的措施，对患者负责，同时亦避免医疗纠纷。

4.避免中医无证可辨或弥补西医无病可查

中医辨证与西医辨病相结合可以摆脱中医无证可辨的情况或弥补西医无病可查的情况。如某些患者无任何症状；做CT查出脂肪肝、肝功能异常；急性肾炎水肿诸症消失，但尿中尚有蛋白、红细胞等，临床仍当治疗。另外，对西医检查无阳性结果而无法确诊的患者，按照中医理论进行辨证论治多可收到较好的效果，又可弥补西医无病可查的情况或对一些功能性疾病所致症状的治疗。如：患者秦某，两个月前因参与一件极度劳心劳力的工作，加之情绪不畅而罹患感冒咳嗽，高热39.5℃左右，伴有尿痛、尿急、尿频、纳差等症，曾到某医院住院，经治疗，感冒咳嗽，尿痛、尿急、尿频消除，但体温持续在37.6℃左右，但动辄大汗出、乏力、手抖、纳差等症不消，经多项检查均已正常，故建议其出院。患者自行又住入另一家医院，但多项检查除了彩超示轻度脂肪肝、胆囊壁毛糙外，其他均未见异常指标，但患者墨菲征阴性，无恶心、厌油腻等胆囊炎症状，体温仍在37.6℃左右，伴有汗出淋漓、恶寒、纳差、不思食、手抖等症，患者再次出院后即出国又到日本检查，自述经验血等90余项检查仅胃镜提示慢性胃窦炎外，余均未见异常。归国后患者来我院到郭教授处医治，体温仍在37.6℃左右波动，动辄大汗淋漓如水洗状，自述喝一杯水可出两身汗，时值炎夏7月，但患者身裹两层毛毯，乏力，精神不振，手抖，反酸，烧心，纳差不欲食，食后干呕，舌苔黄厚腻，脉虚。郭教授认为其病机主要为肺气大虚，卫外不固，脾虚失运，湿热内生，胃失和降。治以补肺固表，解肌清热，健脾化湿，消食和胃等法。服药7剂后，患者热退汗止，已思饮食，反酸烧心等症减轻，黄腻苔稍化，继服7剂后，诸症均失。由此可见，对于临床检查未见阳性结果的功能性疾病患者，应用中医药辨证治疗，常可取得很好的疗效。

　　总之，中西医在临床上各有其优势，当根据疾病的不同阶段与病变的环节，采用中西医结合的治疗方法，各取所长，则可提高临床疗效，加快治愈的病程。

　　郭教授特别强调用中药辨证治疗时不能被西医的诊断思路所拘囿，不能一见炎症、白细胞升高，便以清热解毒，一见高血压就认为是肝阳上亢，应当完全以中医的辨证思路遣方用药，因时、因地、因人、因临床中医的证候辨证论治，细化为一人一症一方。

（二）宏观辨证与微观辨病相结合

中医学注重宏观辨证思维，而西医学注重微观本质的研究，能够在微观的层次上认识机体的结构、功能和代谢特点等以诊治疾病，如对组织细胞学的病理检查就属于微观辨病的范畴。临床上，郭教授常将患者脉证与病理诊断相结合进行辨证施治，即以中医整体观为指导的"宏观辨证论治"与借助现代检测技术的"微观辨病"相结合，使辨证更趋向完善。如通过病理报告的慢性萎缩性胃炎、肠上皮化生，异型增生及其轻度、中度、重度程度的分级就是提示并指导临床辨证施药的方法。由于慢性萎缩性胃炎是在慢性浅表性胃炎反复发作不愈的基础上演化而来，与慢性浅表性胃炎无论在症状表现上，或病理机制上均有不同之处，故在遣方用药上各有特点。郭教授认为，慢性萎缩性胃炎大多存在脾虚血瘀的证候，故常在健脾补中、活血化瘀的基础上加味辨证治疗，以促进萎缩性胃炎的腺体、肠化及异型增生的逆转和恢复，而对中、重度肠化或异型增生者，则高度重视，更需定期复查胃镜，以观察其发展趋势，警惕胃癌的发生，对于镜下所见的息肉类型，如腺瘤型的息肉或绒毛状管状腺瘤可于镜下切除，而对于炎性、增生性的息肉则可以在中医药辨证论治的基础上酌情加入活瘀散结药等使之消除。对于胃镜与病理等相关检查提示的早期胃癌，在身体、年龄等适宜的情况下尽早手术治疗，而对于年事已高、不宜手术，或晚期癌症、术后化疗后等患者，则以中药辨证治疗，可使患者在最大程度上获益，故理化、影像学等微观辨病的检查结果，也给临床治疗提供了非常重要的辨治参照依据。

（三）辨证论治与对"胃黏膜相"的观察相结合

对于胃部疾患，郭教授常将脉证与内窥镜下"胃黏膜相"的表现相结合以辨证施治，即以中医整体观为指导的"宏观辨证论治"与对内窥镜下"胃黏膜相"的观察相结合，借助胃镜使中医望诊范围进一步延伸和扩大，通过胃镜将对"胃黏膜相"的观察作为中医望诊范畴应用于临床，有助于对胃内局部的病变部位进行更直接、更深层次的观察与分析。例如在中医"宏观辨证"的基础上，通过胃镜下"胃黏膜相"确定胃痛的瘀血指征，认为胃镜下浅表性胃炎的点、片状红斑，或充血、水肿、糜烂，消化性溃疡及其周缘的充血、水肿、糜烂等，萎缩性胃炎黏膜的暗红色树枝状血管网和蓝色血管网，以及不典型增生、结节、息肉等，均可视为存在不同程度的血瘀病机。再如，胃黏膜色泽鲜红、充血、水肿、糜烂，类似"疮疡"且属热证者，常用连翘、蒲公英、败酱草等药，因连翘被称为疮家圣药，蒲公英、败酱草亦有解毒消痈疗疮之效，在中医辨证为热或湿热时选用，可使药物直接作用于病变局部的表面而取效。

患者郭某，男，67岁。自述4个月前进食干馒头后出现吞咽困难，伴有腹胀、大便秘结。舌质淡暗，苔薄白，脉沉细。胃镜检查结果提示：反流性食管炎D级（食管四壁5条黏膜充血、糜烂、溃疡，病灶相互连接。溃疡周边黏膜粗糙，质脆易出血）；食管裂孔疝；浅表性胃炎；十二指肠炎。病理检查结果提示：食管黏膜慢性炎症伴急性活动，局部鳞状上皮增生。治以健脾益气、活血止血法。处方：生白术20g，枳壳10g，茯苓20g，厚朴15g，木香15g，蒲黄9g，五灵脂9g，仙鹤草30g，小蓟20g，炒决明子15g，白及粉2g（冲服）。7剂水煎服。二诊时吞咽不利减轻，腹胀、大便干明显好转。上方加炒莱菔子20g。14剂水煎服。三诊时吞咽不利、腹胀消失，大便秘结好转。以二诊方加减治疗2月余，症状消失，复查胃镜溃疡等局部病变消失。

《素问·阴阳别论》载："三阳结，谓之膈。"噎膈以吞咽困难为主症者多由情志、饮食等因素，致使气、痰、瘀凝结食道，阻塞不通。本例患者以吞咽困难为主症，故为噎膈。其因进食不当损伤食管黏膜，脾胃纳化失常，中焦气机不畅，气、瘀凝滞食道而致吞咽困难等症。治宜健脾益气、活血通络止血为主。方中白术、茯苓健脾益气；枳壳、厚朴、木香行气降气，炒决明子润肠通便；仙鹤草、小蓟与失笑散收敛止血、化瘀通络；白及粉冲服以保护食管黏膜。诸药合用，健运脾胃，通畅气机，止血化瘀而使食道通畅，吞咽困难基本消失。本案的治疗不仅重视整体的辨证论治，亦重视镜下胃黏膜相的微观辨证，二者结合辨治于临床而获佳效。

（四）辨证论治与专方专药相结合

辨证论治是在辨明病因病机的基础上进行相应的治疗，专方专药则是根据前人总结出某种方剂或对药物，对某种病症具有特殊的疗效，起到对辨证论治进一步完善的作用，二者结合，相辅相成，其效快捷。郭教授在多年从事脾胃肝胆系统疾病的诊治中，认为辨证论治与专方专药两者在临证中各司其作用、行其功能，各以其所长而具有互补性，临证中不可偏废，若能恰当配合应用，常常取效快捷，收到事半功倍之效。她曾说：古典医籍所载之专方专药俯拾皆是，应用由来已久，其选药精当、疗效卓著已在大量临床实践中得到了验证。如在专方的应用方面，治疗挛急疼痛之芍药甘草汤，治痰饮呕吐之小半夏汤，治泛酸烧心的瓦甘散、乌贝散等；在专药上，张仲景对于黄疸热重于湿证之茵陈蒿汤、湿重于热证之茵陈五苓散、阴黄证之茵陈术附汤，证虽不同，但三方中均以茵陈为君药而成为治疗黄疸的专药；他如治疗呃逆、嗳气的柿蒂、刀豆子、旋覆花，治疗阿米巴病的鸦胆子，具有催吐作用的瓜蒂散，治疗疟疾的青蒿等，皆是专药专用。但必须指出的是，这些古代专方治疗临床上相应的病证时，其药物组成、剂量大小及各药之间的配伍比例已经相当精巧严谨，在符合原证的情况下不必独出心裁地予以更改，如若适应证不能完全涵盖原主治证候则应联合辨证予以加减。

郭教授认为，在辨证论治与专方专药相结合中，若忽视辨证施治只强调专方专药，则缺失了中医学在诊治中的精髓，时常导致法不对症、治不中病，而对于某些疾病，若只辨证论治，忽略专方专药亦会影响疗效，所以辨证用药可发挥中医所长，着重调整机体功能以应对变化之病情，而针对病症运用专方专药则对提高疗效大有裨益。

患者刘某，因感寒、情绪焦虑引起呃逆频作8天来诊。自述曾服西药解痉剂，并用中药、针灸、穴位封闭等诸法效差。现患者呃逆频作，晨起醒来时大呃，夜间寐时小呃，由于频繁呃逆，以致胸胁肌肉掣痛，常欲以双臂及手掌紧抱胸胁，以求呃逆时减轻疼痛。舌质淡红，苔薄白，脉略弦。中医诊断为呃逆。处方：炒白芍30g，炙甘草10g，丁香10g，柿蒂20g，刀豆子30g，白僵蚕10g。3剂水煎服。患者服1剂后呃逆即止，3剂药尽即出院，未再复发。

本案患者因外感寒邪，内侵于胃，复因情绪焦虑，使肝失疏泄，横逆犯胃，致胃失和降，气逆动膈而呃逆。治宜温中散寒，缓急解痉。方用医圣张仲景缓解挛急之名方芍药甘草汤，调和脾胃，敛肝柔肝，缓急止痉。丁香、柿蒂、刀豆子为止呃之专药，与芍药甘草汤联用更具辛散温通、温中和胃、降逆止呃之功，辅以白僵蚕助止痉之力。诸药相合，寒散郁解痉止而呃除。

（五）整体用药与局部用药相结合

整体用药是中医基本治法之一，是把人体看成一个有机整体进行辨证施治；局部用药是在局部进行治疗，使药物直达病灶部位，具有吸收快、见效迅速的特点。郭教授对于某些疾病，非常重视整体用药与局部用药相结合。如对于发生在直肠或乙状结肠的溃疡性肠炎，常采用灌肠局部治疗，药用白及、黄芪、血竭、儿茶、青黛、三七粉等，因为灌肠可使药物直达病所，加速溃疡的愈合。对于口腔溃疡用冰硼散、口腔溃疡散，还常用自拟口腔溃疡散（冰片、青黛、五倍子等）共研细粉，涂于溃疡局部，疗效更加彰著。

患者张某，自述舌体有溃疡时常发作8年，每于夏季尤甚，痛时舌体如火烧火燎，不能咀嚼食物而只能以流食为主，时感心烦急躁，望之见舌尖、舌边有 3 处如黄豆大或绿豆大之溃疡，舌质红，苔黄稍腻，脉稍数。辨证为湿热内盛，蕴蒸于上。治宜清化湿热法为主。处方：连翘 15g，蒲公英 30g，败酱草 20g，地丁 15g，紫草 15g，淡竹叶 10g，野菊花 15g，茯苓 15g，生山药 25g。7 剂水煎服，嘱患者徐徐含服。另与青黛 6g，冰片 2g，五倍子 3g，1 剂，共研细粉，外撒局部。7 日后患者来诉，3 剂后舌体如火烧火燎感消失，现口腔溃疡基本愈合，外用药粉疗效尤佳。

依其脉证，本案由湿热上蒸所致，治以清热化湿法，取连翘、蒲公英、败酱草、地丁、紫草、淡竹叶、野菊花以清化湿热、清上导下。在服法上徐徐含服，不但整体辨证论治，亦有局部治疗的作用，同时配合中药粉剂，外撒局部以清火解毒凉血、燥湿敛疮止痛的局部治疗方法。

再如王某，女，44 岁。自述溃疡性结肠炎史 10 年余，平素饮食规律、清淡，偶有腹痛，大便时干时溏，日 1～3 次或 2～3 天 1 次，时有黏液脓血便，无里急后重感，服美沙拉嗪肠溶片可控制病情。3 个月前无明显诱因出现大便稀溏，日 5～6 次，有脓血便，服美沙拉嗪等并配合激素灌肠亦无缓解。现在症：当日上午已大便 4 次，黏液脓血便，伴腹痛腹胀，里急后重，无发热、恶心呕吐。复查肠镜提示：慢性非特异性溃疡性结肠炎，未见铺路石样改变。不怕凉，内热不大，纳食一般。舌质红，苔厚稍黄腻，舌体胖大，脉沉细数。中医诊断：痢疾（脾胃气虚，气血瘀滞，肠道湿热证）。治以健脾化湿清热，调气行血止血法。处方：①黄芪 15g，茯苓 15g，白术 20g，木香 12g，黄连 12g，枳壳 15g，马齿苋 30g，炒白芍 25g，白及 15g，蒲黄 9g，五灵脂 9g，仙鹤草 30g，小蓟 20g，藕节 20g。炙甘草 6g。10 剂水煎服。②黄芪 12g，白及 6g，青黛 3g，血竭 4g，孩儿茶 3g。10 剂，水煎保留灌肠，每晚 1 次。嘱患者忌食油腻、生冷食物，保持心情愉快，勿焦虑、紧张。二诊时上症明显减轻，黏液脓血便基本消失，大便日 1～2 次，有轻微肛门下坠感，眠差，上方加夜交藤 25g，合欢皮 25g，炒枣仁 15g，茯神 15g，远志 15g。15 剂，水煎服。灌肠方药同上。15 剂。三诊时黏液脓血便消失，大便时偶有轻微腹痛，无腹胀，大便干稀正常，睡眠稍有好转，上方去藕节、小蓟。15 剂，水煎服。灌肠方药不变，8 剂，改为隔日 1 次。四诊时已无明显不适，眠可，肛门及小腹稍有下坠感，已自行停药 2 天。三诊方去仙鹤草，加柴胡 6g，升麻 5g 以升阳举陷。10 剂，水煎服，每日半剂，灌肠药停用。1 年后随访，患者平素注意饮食、作息，保持心情愉快，病症未复发。

　　本案病史已 10 余年，久病脾胃已虚，湿浊留滞，郁久化热，湿热壅滞肠腑，通降不利，气滞血凝，与肠中秽浊之气相搏结，使肠络受损而痢下脓血，腹痛腹胀，里急后重，舌脉为脾虚湿热内蕴之象。明·张介宾《景岳全书·传忠录》载"痢疾之作，惟脾胃薄弱之人，极易犯之"；明·薛己《薛氏医案·明医杂著·卷之二·痢疾》篇载"痢而便脓血者，乃气行而血止也，行血则便脓自愈，调气则后重自除"。故立法以补清通为治则；方药以黄芪、茯苓、白术健脾益气，香连丸（木香、黄连）、马齿苋清热化湿、行气止痛，枳壳、芍甘汤理气缓急、解痉止痛，蒲黄、五灵脂为失笑散，活血化瘀、通络止痛，仙鹤草、小蓟、藕节、白及凉血止血、收敛生肌，诸药共奏补脾益肠、调气行血、清利湿热、收敛止血之功。另与黄芪、白及、青黛、血竭、孩儿茶水煎灌肠，这是郭教授治疗溃疡性结肠炎的有效方药，体现了整体用药与局部用药相结合的特色。

（六）中药内服与外治疗法相结合

外治法是与口服药物方法相对而言的一种治法，常可弥补单纯内服药的不足，故在中医内服药的基础上，根据临床疾病的不同特点，与适宜的外治疗法相结合，也常是中医治疗中一种不可或缺的特色疗法。清·吴师机《理瀹骈文·略言》说："外治之理，即内治之理，外治之药，亦即内治之药。所异者，法耳。医理、药性无二，而法则神奇变幻……且治在外则无禁制，无窒碍，无牵挚，无沾滞。"

外治法甚多，如蒸气吸入、热敷、熏洗、坐浴（癃闭、痔疮、局部湿疹、局部出汗）、针刺、灸法、推拿、刮痧、拔罐、膏药等皆可根据具体病情施用，配合恰当，可以起到事半功倍、相得益彰的功用。除了临床一般常见疾病可以采用外治疗法以外，以下几种情况，更需配合外治法。

1. 突发病症，急施外治

临证时，对于某些突发的急症，尤其是在一时无法得到药物救治时，常可采用外治法。如因饮食寒凉引起突发的胃痛、恶心等症，可用局部艾灸、温熨等多种适宜的热疗法；对于曾经诊断明了的功能性疾病，如功能性胃肠病之脘腹胀满、便秘等病施以针灸、埋线、刮痧等外治措施；但对于某些器质性病症则需在医生指导下妥当运用，尤其是急腹症、心脑血管意外等病需要及时救治者，必须在明确诊断的基础上予以施用，不可仅以单纯的外治法而延误患者的救治时机。因此，此法必须在具有丰富医疗经验医生的参与指导下稳妥施用。

2. 难治疾病，必合外治

有些较为难治的内科疾病，如胃下垂等病较重者，临床仅以口服药治疗，一般取效较慢，郭教授在临床上常配合穴位埋线；对于食管贲门失弛缓症这一难治的疾病，有时可配合脐针。如某大学一在校生，于2016年12月不明原因逐渐出现咽下困难，自觉食物进入胃中极其缓慢，时常出现呕吐，在西安某医院胃镜检查提示慢性糜烂性胃炎，造影示食管贲门失弛缓症，给予奥美拉唑胶囊、莫沙必利片等药疗效不佳。后至某医院钡餐造影亦诊断为本病，给予硝苯吡啶片，并建议做食管黏膜下肌层切开术，患者及家长畏惧手术而来诊，期望以中药获效。现症见：咽下困难，时常呕吐，饮食量极少，形体消瘦，面色萎黄。郭教授给予芍药甘草汤加味配合脐针治疗，1周后复诊，患者自述食物经贲门通过困难感明显减轻，可较顺利吞咽食物，2周后症状基本消失。本病采用的脐针疗法有理气活瘀、疏通经络之效，改善了局部的肿胀疼痛、瘀血、挛急等，从而与内服药物起到了相辅相成的作用。

3. 复杂疾病，巧施外治

对于临床一些寒热错杂、虚实并见的病机，或病情复杂较重且不能用药量大的体质，巧用外治也是一种理想的方法。曾有一位肾移植术后胆汁反流性胃炎伴糜烂的患者，自述胃痛、胃胀、口苦、头痛、失眠等。患者在 26 年前的 10 月，产后 9 天到院中洗涮婴儿衣物，引起半边身体从头至脚发凉。因民间说法产后疾病当在产后治疗，故为此又孕育 3 次，在产后采用汗法、热蒸法等，并服多种药物仍未治愈，又自述可能服抗风湿的中西药物过多，1 年后出现肾衰竭而行肾移植术。该患者为肾移植术后，故郭教授在用药时十分谨慎，药味宁少不多，剂量宁小不大，唯恐损及移植术后的肾脏，但药味过少量小又虑病重药轻难以取效，便联合外治法。恰逢冬病夏治时节，外治以督灸、脐灸及针灸法，由腹及背，由背至腹，内外通透，温通经络，疏达气血，上下协调。7 天后患者复诊，述胃痛、胃胀、口苦、头痛、失眠等症均消失，半边身体及后背凉、颈椎不适等症大为减轻，联合外治减少了经胃肠进药给肾脏带来的负担，收到很好的疗效。

4. 危重病症，联手外治

对于临床上的危重病症，单一服药治疗已远不能应对复杂的病情，联手外治常为增强疗效的理想治法。诸如重症胰腺炎出现严重的腹胀、腹痛，在常规服药治疗的同时，外治常配合易医脐针山泽通气＋乾＋水火既济，或荷叶封包局部外敷，能更快、更好地缓解腹痛、腹胀的时间、程度等；肝癌引起的腹水、腹胀配合行气消胀的中药外敷于神阙穴，通过穴位对药物的吸收，达到调节脏腑功能的目的，起到更快的利水消胀作用；对于病情危重，出现胀痛、呕不能食的情况，可予以针灸、灌肠、药物局部外敷等多种治疗措施，通过多途径、多方位的治疗，常可较单一内服药物获得更好的疗效。

5. 汤药难服，尝试外治

临床中，尚有不能口服汤药或需要禁食、禁水的患者，如手术后腹胀无矢气而需要促进肠道蠕动的可采用针刺等法；对于病情危重、水米不进、汤药难入的临终期患者，往往患者及家属有强烈的救治愿望，亦可尝试外治，选取培补脾肾、升发胃气的腧穴进行针对性的针灸、穴位注射、外敷药物外治措施，有时也可起到预期的治疗作用。

总之，临证的 6 个相结合可以使诊断更加明了，使我们对临床疾病的预后转归有更为清晰的判断，并指导临床制订适宜的治疗方案。中医辨证论治与西医辨病相结合可以取中医、西医临床所治疾病环节之所长，造福于患者；宏观辨证与微观辨证相结合及辨证论治与对胃黏膜相的观察相结合可以使辨证论治的内涵更为全面；辨证论治与专方专药相结合可以提高临床疗效；整体用药与局部用药相结合，具有吸收快、见效更迅速等特点；中药内服与外治疗法相结合可提高单纯以口服药物治疗的疗效，并缩短疾病的病程。

二、学习李老以"运补法"治疗脾胃气虚证

胃腑以通为贵，脾以健运为常，尤喜通利而恶壅滞是脾胃的生理特性，因此，郭教授在治疗脾胃气虚证时，承其导师国医大师李振华教授的学术思想，注重运用行补、运补、通补的原则，除特殊病症外，很少进行大剂量峻补、壅补，学习李老以香砂六君子汤治疗疾病。对于脾胃气虚证，中医教材或很多医家在治疗上常提出施以四君子汤，但李老则依其多年来诊治脾胃气虚证的经验，选用香砂六君子汤治疗，究其病机是气有温煦、推动的作用，脾胃气虚，一则无以温煦荣养胃腑，可致痛胀等症，二则无以推动脾胃之纳运、升降，势必影响水谷之腐熟、精微之转输、气机之升降、津液之输布、血液之运行，以致聚湿、生痰、气滞、血瘀、食滞、肝郁等，形成以中虚为病理基础，诸邪留滞丛生，虚实夹杂于中焦，使胃失通降职能，不通而致脘腹胀痛、纳呆、呕逆等多种病证。李老应用香砂六君子汤是根据脾胃的生理特性而施药，香砂六君子汤在药性上动静结合，守走并用：方中主以党参、白术、茯苓、炙甘草取四君子义，共奏补中益气、健脾养胃之功，立足补虚；辅以小量陈皮、半夏助胃之降，行胃之滞；木香、砂仁助脾之运，疏脾之郁；俾脾胃斡旋，升降有序。四君得四辅，则益增培补之功，四辅配四君，使补中寓行，补而不滞，成为通补、运补之剂。若脾虚失运，痰湿内生，可酌增陈皮、半夏之量，立二陈方义，以燥湿化痰、理气和中。中虚气滞，则适加木香、砂仁之量，以芳化

疏通、调畅气机。同时，气机顺畅，津液得行，则痰湿无由可聚。此外，在补药的剂量上，李老认为用药原则应以轻施为宜，治疗脾胃气虚证所致的慢性胃病往往以量小精妙的"运补""行补"法而收卓效。受其教诲，郭教授在治疗此类疾病时，无论在处方用药上，还是剂量应用上亦常以补中寓行之法，并斟酌病机中之虚实轻重而组方施药，达到补不滞邪、通不伤正的目的。

患者刘某，女，89岁。自述半个月前出现不思食，无饥饿感，每日勉强进食不过100g，伴脘腹胀，腰酸乏力，不欲动，余无不适。舌淡，苔白，脉虚弱。治以健脾开胃益肾、行气消食和胃法。方以香砂六君子汤合枳术消食方加减。处方：党参10g，生黄芪10g，茯苓18g，生山药30g，菟丝子30g，灵芝20g，生白术20g，炒枳实15g，炒麦芽30g，神曲10g，鸡内金10g，炒牵牛子3g，木香10g，陈皮12g，炙甘草3g。7剂，每日1剂，水煎服。药后患者渐有食欲，知饥饿，脘腹胀已消，乏力稍有好转，上方加炒山楂15g，继以消食开胃。再服15剂后患者纳食正常，形体较前有力，可拄杖行走。

本案患者高年体衰，脏腑功能衰退，脾虚失运，胃失受纳，肾虚失于充养而致本证。方中党参、生白术、茯苓、黄芪、生山药、木香、陈皮、炙甘草行补脾胃之气，以促运化；菟丝子、灵芝平补肾气，扶正固本；枳实、炒麦芽、神曲、鸡内金、炒山楂、炒牵牛子降气开胃，助其消食，体现了"行补""运补"的治疗特色。

三、斡旋升降，消痞散结

有关气机升降的理论，早在《内经》中已将其在大自然及人体生命活动中所起的作用进行了详细论述，为后世医家运用"气机升降"理论治疗疾病奠定了基础。如《素问·六微旨大论》载："出入废则神机化灭，升降息则气立孤危。故非出入则无以生长壮老已，非升降则无以生长化收藏。"《素问·阴阳应象大论》中"清阳上天，浊阴归地……，故能以生长收藏，终而复始""清阳出上窍，浊阴出下窍；清阳发腠理，浊阴走五脏；清阳实四肢，浊阴归六腑……"说明了大自然运动和人体生命活动都离不开"清阳"与"浊阴"正常的升降运行。若"清气在下，则生飧泄；浊气在上，则生𦜝胀"，说明"清气""浊气"升降反常，则会导致气机逆乱的病理状态。至金元时期，朱丹溪提出"阴升阳降"的观点、张元素在用药时提出"升降浮沉"的学说等，至今仍被医家所用。清·吴达在《医学求是》中认为"明乎脏腑阴阳升降之理，凡病皆得其要领"，指出了气机升降在诊治疾病中的重要性。近代张锡纯也详细论述了脏腑气机升降失调的理法方药。总之，通过各代医家的研究总结，气机升降理论逐渐系统化，而成为中医学理论的重要组成部分。

在气机升降的运动过程中，李东垣则提出"脾胃为升降枢纽"之说，黄元御《四圣心源·阴阳变化》载"升则为阳，降则为阴，阴阳异位，两仪分焉。清浊之间，是谓中气，中气者，阴阳升降之枢纽，所谓土也"，指出脾胃为一身气机升降出入之枢纽，两者升降和谐，共同维系着人体生理活动。如《内经》所言："饮入于胃，游溢精气，上输于脾，脾气散精，上归于肺，通调水道，下输膀胱，水精四布，五经并行"，"食气入胃，散精于肝，淫气于筋……府精神明，留于四脏，气归于权衡"，阐明了脾胃在人体脏腑功能中的重要作用。

宗前人之论，郭教授亦认识到脾胃升降运动在人体气机运行中的重要性，在治疗脾胃病中常采用"斡旋升降，消痞散结"法。脾宜升则健，胃宜降则和。只有脾胃健运，才能维持清阳出上窍、浊阴出下窍，清阳实四肢、浊阴归六腑的正常生理活动。若脾胃气机升降失常，人体则会出现相应的消化系统疾病症状。如脾气不升，则泄泻、腹胀等；胃气不降，则恶心、呕吐、吞酸等，甚至引起其他脏腑的多种病证。所以，升脾气、降胃气，斡旋脾胃气机在脾胃病的治疗中具有重要意义。郭教授认为，维系与调治脾胃功能的正常运行使之升降有序，平衡协调，是治疗脘腹胀痛等脾胃病证的重要治则之一。对于脾虚气陷者当以升清之法，酌选黄芪、升麻、柴胡、防风之属；胃气上逆者当以降浊之法，酌用陈皮、半夏、砂仁、降香、沉香、旋覆花之类。当用而未用，必会影响疗效。

患者李某，女，29岁。自诉半年前进食不适后出现胃胀，伴反酸、烧心、嗳气频作，站立行走时胃脘有下坠感，无胃痛、恶心、呕吐、口干苦等症。食欲尚可，但食量明显减少，半年来体重逐渐下降5kg，面色萎黄，大便稍干。舌质淡，苔稍厚腻，脉细弱。2018年7月上消化道造影结果提示：胃下垂，十二指肠壅滞。中医诊为胃缓脾胃虚弱证。治以补气健脾，升清降浊，燥湿开胃法。以补中益气汤合枳术消食方加减。处方：黄芪 30g，党参 15g，升麻 9g，柴胡 6g，白术 30g，苍术 15g，枳实 20g，厚朴 15g，陈皮 10g，海螵蛸 15g，煅瓦楞子 15g，炒麦芽 30g，神曲 15g，鸡内金 15g。7剂，颗粒剂，每日 1剂，分 2次温开水冲服。嘱患者少食多餐等。以此方加减调治 3月余，患者胃胀基本消失，胃脘下坠感轻微，食欲改善，食量增加，而后逐步向愈。

本案中以黄芪、柴胡、升麻以升举清阳，枳实、厚朴、陈皮以降气和胃，二者斡旋升降，相须相使，从而取效甚佳。

四、病发于肝，治重在脾

郭教授在治疗肝病时尤重治脾，提出"病发于肝，治重在脾"，并将这一学术观点贯穿于治疗肝病的终始，即在肝病发生、发展的各个阶段均要重视调治脾胃、顾护脾胃、勿伤脾胃。

肝炎急性期，郭教授多以解毒疏肝与健脾和胃并重，自立"清肝健脾和胃方"，由金钱草、黄芩、蒲公英、板蓝根、虎杖、香附、郁金、生白术、生山药、茯苓、生薏苡仁、佩兰、砂仁、炒麦芽、神曲、鸡内金、甘草等组成；肝炎慢性期多以调肝养肝与健脾和胃并施，立"疏肝健脾和胃方"，由柴胡、郁金、香附、佛手、乌药、香橼、党参、生白术、生山药、茯苓、生薏苡仁、佩兰、炒麦芽、神曲、鸡内金等组成；肝硬化代偿期多以疏肝、健脾、养血、活瘀、软坚并举，尤重健脾与养血，常用"软肝消积方"治之，由香附、郁金、赤芍、生牡蛎、穿山甲、鸡内金、党参、白术、茯苓、山药、熟地黄、当归、枸杞子等组成；肝硬化失代偿期多以疏肝、活瘀、软坚、健脾、温肾、利水并施，尤以健运脾胃为要，以"疏肝健脾活瘀利水方"治之，由香附、郁金、大腹皮、穿山甲、党参、黄芪、生白术、炒白术、赤小豆、茯苓、炒山药、当归、鸡内金、车前子、泽泻、猪苓等组成。临证时，上述方药还需结合临床病症酌情加减。

郭教授治疗肝胆系疾病，如胆囊炎、胆石证、肋间神经痛等，也常根据辨证选用健脾和胃的药物。

对于脾的治疗，郭教授依其生理特性与病理特征，常用"运脾""燥脾""醒脾""温脾""理脾""升举脾（阳）气"等治法，同时，依据国医大师李振华教授的经验，在治疗脾时必兼治胃，或以消食和胃，或以降气和胃，或以散寒温胃，或以泄热清胃等；在治疗肝病时亦师李老的经验，遵循"肝脾胃三脏腑动态辨治"的原则。

郭教授治肝常用疏肝（疏达肝气）之法，如柴胡、郁金、香附、青皮、佛手等药；敛肝（敛抑肝气）之法，如白芍、乌梅、五味子等药；养肝（滋养肝脏）之法，如当归、熟地黄、女贞子、五味子等药；清肝（清肝热）之法，如夏枯草、龙胆草、茵陈、郁金等药；泻肝（清泻并用）之法，如大黄、龙胆草、黄连、青葙子等。临床上，上述诸法常依具体病症，三三两两同时使用，如养肝与柔肝、疏肝与清肝并用等，据症而施。

病案一：刘某，男，45岁。自述于5年前因右胁部不适、纳差、乏力，在当地医院诊断为慢性乙型肝炎。查肝功：ALT（丙氨酸氨基转移酶）145U/L，AST（门冬氨酸氨基转移酶）122U/L；HBsAg（乙型肝炎表面抗原）（+），HBeAg（乙型肝炎e抗原）（+），HBcAb（乙型肝炎核心抗体）（+）。口服甘草酸二铵肠溶胶囊与五酯软胶囊后肝功能复常而停止治疗。半个月前因工作劳累及生气后复现右胁不适，纳差，腹胀，恶心，厌油腻，喜太息，乏力，来门诊治疗。在某医院检查TBIL（总胆红素）20μmol/L，ALT 276U/L，AST 184U/L；彩超示肝脏弥漫性回声改变，胆囊壁厚。现症见：脘胁腹部胀闷，纳差恶心，厌油腻，胸闷，倦怠乏力，溺黄，大便溏薄。舌淡，边有齿痕，苔厚腻，脉稍弦细。中医辨证：肝郁脾虚胃滞证。治以疏肝解郁，健脾益气，和胃止呕为主。方药：柴胡9g，香附15g，郁金15g，佛手15g，乌药10g，陈皮10g，生白术18g，生山药18g，茯苓20g，生薏苡仁20g，砂仁10g，姜半夏10g，猪苓15g，炒麦芽30g，神曲15g，鸡内金12g。10剂，水煎服，日1剂，并嘱注意卧床休息。患者服药10剂后脘胁胀闷、恶心等症减轻，纳食增加，乏力好转，大便仍稍溏，上方加党参12g，继服15剂。再诊时脘胁腹部胀闷、胸闷、恶心、厌油腻基本消失，纳食可，乏力明显好转，溺黄转清，大便正常。上方去郁金、乌药、陈皮、姜半夏。继服上方15剂后，复查肝功能TBIL 15μmol/L，ALT 36U/L，AST38U/L，恢复正常。

本例肝病肝郁脾虚胃滞证是因毒邪侵袭或情志不畅致肝失条达，疏泄失常，肝木乘土，使脾失健运升清，胃失受纳和降，肝、脾、胃三脏腑同病。方中柴胡归肝胆经，疏肝解郁，使肝气得以条达为君药；香附、郁金、佛手、乌药疏肝解郁，理气消胀，助柴胡以达疏解肝郁之功为臣药；党参、白术、茯苓、甘草为四君子汤以补气健脾，与生山药、炒麦芽、焦神曲、鸡内金同用以健脾消食，既能实土以御木侮，又使气血生化有源，以养肝木；脾虚每易生湿，故以猪苓、砂仁、姜半夏、薏苡仁祛湿和胃止呕。全方共奏疏肝理气、健脾益气、化湿和胃之效。需注意的是，根据李振华教授的经验，患者腹胀明显时虽有脾虚症状，但暂不用参、芪之补，而是重在条达气机，待肝气稍得疏达，脾气稍得健运，胃气稍得和降，再加用此类补药，以防补而壅滞。

对于肝病，无论肝炎初期或慢性肝炎，临床上常以脾胃功能失调或虚弱之症表现突出，如食欲不振、纳差、恶心、呕吐、口苦口黏、脘腹作胀、疲乏无力等，说明病位虽在肝脏，然肝木已乘脾土，故治疗上不但要着眼于肝脏，更需调治脾胃，不可一见肝炎患者，辄着眼于病毒，而妄投清热解毒之剂，使寒凉之药益伤脾胃，导致病情益加严重而缠绵难愈。

病案二：徐某，男，52岁。自述3个月前因家事繁忙，过于劳累，以致右胁不适，纳差，口苦，恶心，厌油腻，腹胀，大便黏滞不畅，至省某医院诊治。当时查肝功 ALT 164U/L，AST 135U/L，HBV-DNA（乙肝病毒基因）5.45×10^5IU/mL，HBsAg（+），HBeAg（+），HBcAb（+）；彩超：肝脏弥漫性回声改变。口服葡醛内酯片、甘草酸二铵肠溶胶囊等药，15天后复查：ALT185U/L，AST 199U/L，症状加重。现肝区不适，脘腹胀满，纳食欠佳，口干苦，厌油腻，恶心欲呕，乏力。舌质稍红，苔薄黄，脉弦细。中医诊断为肝着（湿热内蕴，肝气不畅，脾失健运，胃失和降）。治以清肝利胆，健脾化湿，和胃止呕为主。方药：金钱草 30g，炒栀子 10g，黄芩 10g，香附 15g，郁金 15g，生白术 18g，生山药 20g，茯苓 20g，生薏苡仁 20g，佩兰 15g，砂仁 10g，竹茹 10g，炒麦芽 30g，神曲 15g，鸡内金 12g。10 剂，水煎分早晚温服，日 1 剂。药后症状大为减轻，恶心欲呕消失，纳食好转，腹胀等症缓解，上方去金钱草、竹茹，继用 15 剂。三诊时症状基本消失，复查 ALT 68U/L，AST 31U/L，湿热已去，肝气已得调畅，脾胃功能渐复，上方去炒栀子、黄芩、竹茹，继以疏肝健脾和胃之剂调理善后。

对于肝胆湿热证的治疗，郭教授师李老"热由湿郁而来，湿由脾虚而生"的独到认识与经验，在清利或清化湿热的同时，必须配合健脾的药物，使脾健湿无所生、湿去热无所附，则湿热易于尽除。本案患者不仅有肝胆湿热的症状，尚有脾虚失运、胃失和降的证候，依李老脾胃肝脏腑同治的原则，本案以清肝利胆、健脾化湿、和胃止呕为原则。方药以金钱草、炒栀子、黄芩、香附、郁金疏肝胆，清湿热；生白术、生山药、茯苓、生薏苡仁、佩兰健脾气，化湿邪；砂仁、竹茹、炒麦芽、神曲、鸡内金止呕逆，消食积。诸药为伍，肝脾胃三脏腑同治，使湿热得除、肝气得疏、脾气得健、胃气得和而病愈。

附一：脾胃病中的治肝五法

脾胃病是临床中极其常见的多发病，脾胃与肝在生理和病理上密切联系。正常情况下，两者相互协同，所谓肝木疏土，"土得木而达"，脾土营木，"木赖土以培之"。病理情况下二者亦常相互影响，历代著名医家对此多有深刻论述。如叶天士在《临证指南医案》中指出"肝为起病之源，胃为传病之所，醒胃必先制肝，培土必先制木"；清代医家薛己更明确指出"凡脾之得疾，必先察其肝。盖肝者脾之贼"。在脾胃病的治疗中，"治肝"已为临床医家所共识。基于肝病的病症与病机特点，在脾胃系疾病中常见肝气郁滞、肝气横逆、肝阴不足、肝经湿热、肝火过盛5种证候，临证时，郭教授常用以下治法与药物。

（一）疏肝：肝气郁滞，治以疏达为宜

肝为东方甲乙木，《素问·灵兰秘典论》载："肝者，将军之官，谋虑出焉。"其五行属木，主疏泄，喜条达，其性主升、主动。肝的疏泄功能对于人体气机的升降出入、血和津液的输布代谢、脾胃的运化功能及情志的调畅均具有重要的作用。外感六淫，内伤七情，均可影响于肝，以致肝气郁结，气机不畅，出现胁肋、脘腹胀满疼痛，心烦易怒等肝郁气滞等临床症状。对此治疗当以疏达肝气为要，《素问·六元正纪大论》载"木郁达之"，根据"肝欲散，急食辛以散之"的基本原则，选用辛香而苦的疏肝理气类药物，因辛能散能行，苦能降能泄，以恢复肝条达之性，达到疏肝理气的目的，常用柴胡、郁金、香附、青皮、佛手等药物。其中，柴胡为疏肝要药，《药品化义》载："柴胡性轻清，主升散，味微苦，主疏泄，若多用二三钱，能祛散肌表……"故临床中郭教授

常用柴胡 10g 左右以疏肝，如以其升阳则用 6 ～ 9g，取其清热则用 15g 及以上。《本草备要》载郁金"行气，解郁，泄血，破瘀，凉心热，散肝郁"，有疏肝清热化瘀的作用。香附理气解郁，止痛调经，《本草纲目》载："香附之气平而不寒，香而能窜，其味多辛能散，微苦能降，微甘能和，乃足厥阴肝经、手少阳三焦气分主药，而兼通十二经气分。生则上行胸膈，外达皮肤；熟则下走肝肾，外彻腰足……得木香则流滞和中，得檀香则理气醒脾，得沉香则开降诸气，得芳香苍术则总解诸郁……得厚朴、半夏则决壅消胀，得紫苏、葱白则解散郁气，得三棱、莪术则消痞积块。"香附"虽含温和流动作用，而物质既坚，则虽善走而亦能守，不燥不散，皆其特异之性，故可频用而无流弊"（《本草正义》），故用之以理气解郁。佛手疏肝解郁，理气和中，燥湿化痰，《本草便读》说："佛手，理气快膈，惟肝脾气滞者宜之。"青皮疏肝破气，散结消滞。朱丹溪说："青皮乃肝、胆二经气分药，故人多怒，有滞气，胁下有郁积或小腹疝疼，用之以疏通二经，行其气也。"以上疏肝行气之药郭教授常喜用之，但由于理气药多用久用，每易辛燥伤阴，耗散元气，故在临床诊治疾病中，她十分注意诊查有无"耗气伤阴"的证候，随时调整治法和药物。

（二）敛肝：肝气横逆，治以敛柔为急

敛，收起、约束之意。肝主疏泄，具有调畅气机、疏理脾土以助运化、调节情志等作用。如肝之疏泄太过，肝气横逆则见情绪急躁易怒、胁肋胀痛等症，逆犯脾胃则致脘腹胀满、嗳气频作等症，治疗时应对疏泄太过之肝气加以收敛，

即《素问·脏气法时论》所谓"肝苦急，急食甘以缓之"之法，且肝为刚脏，非柔不克，用药不宜刚而宜柔，不宜伐而宜和，故对肝气横逆者，宜以酸甘之品如生白芍、乌梅、木瓜等以敛之。白芍味苦酸，性凉，有养血柔肝、缓中止痛、敛阴收汗之效，实为敛肝之要品。清·黄宫绣《本草求真》载："气之盛者，必赖酸为之收，故白芍为敛肝之液，收肝之气，而令气不妄行也。"清·张山雷《本草正义》亦载"芍能助脾土而克肝木"，即《难经》所谓"损其肝者缓其中"。木瓜与乌梅同为酸收之品，《本草再新》言乌梅"敛肝和脾胃，活血通经"，《本草思辨录》言木瓜"其味酸，能收而不能散，能下抑而不能上升"，故二者同用常能起到酸收敛肝之效。柔肝寓含滋柔、柔养之意，常与敛肝药或养肝药同用，药如玉竹、女贞子等。女贞子味苦甘、性平，功效补肝肾、强腰膝，《本草再新》记载女贞子有"养阴益肾"之功，临床上郭教授常柔肝与敛肝并用，以增强疗效。

（三）养肝：肝阴（血）不足，治以滋养为用

肝藏血是指肝有储存血液和调节人体血量以及收摄血液，防止出血的作用，肝所储存的血液为人体活动提供能量，濡养脏腑组织，以维持其正常功能。《灵枢·本神》载："肝藏血，血舍魂"，肝血充足则魂有所舍，自易安然入眠；肝藏血功能正常，有利于维持人体阴阳的平衡，防止肝阳过亢，《素问·五脏生成》载："故人卧血归于肝，肝受血而能视，足受血而能步，掌受血而能握，指受血而能摄。"肝血不足常出现不能濡养的证候，如：肝血虚，魂无所舍导致失眠、多梦、

惊悸等；肝血不足，不能上注于目，可出现视物模糊、双目干涩等；肝血不足，不能濡养清窍，则眩晕耳鸣；血虚不能养筋，出现肢体麻木、震颤、抽搐等；肝血虚，冲任失调，则月经量少、色淡或经闭等症。对于肝阴亏虚、肝血不足证，治疗上当以滋养肝血为要，药用熟地黄、炒白芍、当归、枸杞子、桑椹、阿胶等。熟地黄滋阴补血，入手足少阴、厥阴经，为养阴补血要药。《药品化义》载："熟地，借酒蒸熟，味苦化甘，性凉变温，专入肝脏补血。"炒白芍较生白芍而言药性稍缓，以养血敛阴为主，长于养血敛肝，多用于肝旺脾虚的脘腹痛患者。《本草备要》载白芍"补血，泻肝，益脾，敛肝阴，治血虚之腹痛"。当归有补血和血、调经止痛、润燥滑肠之效，《汤液本草》载："当归，入手少阴，以其心主血也，入足太阴，以其脾裹血也，入足厥阴，以其肝藏血也。"《本草正》亦载"当归，其味甘而重，故专能补血，其气轻而辛，故又能行血，补中有动，行中有补，诚血中之气药，亦血中之圣药也"，故用其滋养肝血而不留瘀。枸杞子味甘性平，滋肾润肺，补肝明目，《本草述》言其能"疗肝风血虚，眼赤痛痒昏翳"。桑椹滋阴补血，《随息居饮食谱》载桑椹"滋肝肾，充血液"。阿胶补血止血，用于血虚且有出血者，《本草纲目》载其"疗吐血，衄血，血淋，尿血，肠风下痢……，和血滋阴"。临证中，对于肝阴虚者，郭教授常用白芍、乌梅、甘草等以酸甘化阴、滋阴养肝。此外，对于治疗血虚证，郭教授还常辅以适量补气药，取气能生血之意。

（四）清肝

肝经之热有肝经实热、肝经郁热与肝经湿热之分，肝经实热当以清泻为用，肝经郁热治以清散并举，肝经湿热当以清化（清利）为要。

1. 肝经郁热，治以清散并举

所谓清肝者，即清肝之热也，主要用于肝气郁而化热之证。肝为风木之脏，以升发条达为特性。若感受外邪或因其他脏腑功能失调而出现气机郁滞，郁久化热时，治疗当以清肝为法，以达清除肝经郁热之效。《素问·刺热论》载："肝热者，小便先黄，腹痛多卧，身热。热争则狂言及惊，胁满痛，手足躁，不得安卧……"临证常用夏枯草、薄荷、蝉蜕、菊花、桑叶、蔓荆子、垂盆草、败酱草等，并常与辛散的药物并用，因辛散之品有发散、行气之效，气散则郁热易解，如柴胡、香附、薄荷、菊花等，以发挥更好的清解肝热作用。夏枯草味苦辛，性寒，入肝、胆经，功善清肝火、散瘀结，为清肝经郁热之品。《本草求真》载："夏枯草，辛苦微寒。按书所论治功，多言散结解热，能愈一切瘰疬湿痹，目珠夜痛等症，似得以寒清热之义矣。何书又言气禀纯阳，及补肝血，得毋自相矛盾乎？讵知气虽寒而味则辛，凡结得辛则散，其气虽寒犹温，故云能以补血也。是以一切热郁肝经等证，得此治无不效，以其得借解散之功耳。"薄荷味辛性凉，入肺、肝经，功能疏散风热、清利头目、疏肝行气，为疏肝清热之要药。《本草纲目》载："薄荷辛能发散，凉能清利，专于消风散热。"蝉蜕味甘性寒，入肺、肝经，功能疏风清热、利咽透疹解痉，既能疏散风热，又能凉肝息风，可用于风热惊厥。《本草纲目》载："蝉，主疗皆一切风热证。"菊花味苦辛，性微寒，入肺、肝、心经，功能清热解毒、泻火平肝，可用于肝火上炎，头痛、眩晕，如《本草汇言》载："破血疏肝，解疗散毒，解天行火毒丹疔。"桑叶味苦，性甘、寒，功效疏散风热、清肝明目。桑叶、菊花均为辛凉解表常用药，均能疏散风热、平肝明目。故对肝经郁热引起的病症，非此类药物不为功。

2.肝经湿热，当以清化（清利）为要

湿热之邪的来源有外感及内伤之分：外感之湿多由于气候、居处潮湿、涉水淋雨等导致湿邪侵袭人体，由表入里所致；内湿则为脾失健运，水湿内停，二者又常相互为患。湿邪日久不去则蕴而化热；或素体热盛，湿从热化，酿生湿热；或治疗过程中妄投温燥之品，则湿趋热化，导致湿热内蕴。肝经湿热主要为湿热之邪蕴于肝经，若循经下注，亦可出现下焦湿热的证候；或波及胆，形成肝胆湿热；或乘于脾土则湿热蕴于中焦脾胃，致使肝胆脾胃湿热为患。临床表现为胁肋胀痛、黄疸、口苦、口干、脘腹胀闷、胃脘灼热疼痛、反酸、呕恶、带下色黄、淋证等，常用龙胆草、蒲公英、黄连、苦参等治疗。其中龙胆草性味苦寒，入肝、胆经，功效清热燥湿、泻肝胆火，《滇南本草》言其"味苦，性寒，泻肝经实火，止喉痛"。因其过于苦寒，用量不宜过大，常以 10 ～ 15g 为宜。蒲公英入肝、胃经，有清热解毒之效，郭教授善用蒲

公英，对于肝经郁热或胃火较盛者常用20～30g以清其湿热。湿热蕴于中焦脾胃则以清化为要，药用黄连、栀子、金银花、蒲公英、厚朴、白豆蔻等。黄连苦寒，善泻三焦之火，《本草正义》载："黄连大苦大寒，苦燥湿，寒胜热，能泄降一切有余之湿火，而心、脾、肝、肾之热，胆、胃、大小肠之火，无不治之。上以清风火之目病，中以平肝胃之呕吐，下以通腹痛之滞下，皆燥湿清热之效也。"栀子苦寒，入心、肺、三焦经，功用泻火除烦、清热利湿、凉血解毒，既能清肝胆湿热而退黄疸，又能利膀胱之热而利小便。湿热蕴于肝经或肝胆者，当以清利为要，常用龙胆草、栀子、黄芩。黄芩味苦性寒，入肺、胃、胆、大肠经，功用清热燥湿、泻火解毒，《本经逢原》云黄芩"专注阳明蒸热，阳明居中，非黄芩不能开泄蕴著"。本品苦寒，清热燥湿，能清肺、胃、胆及大肠经湿热，尤善清中上二焦湿热，如用于湿温郁阻之黄芩滑石汤、湿热中阻之半夏泻心汤；同时本品又入少阳胆经而清泄少阳半表半里之郁热，如和解少阳之小柴胡汤、少阳胆经热盛兼有湿热痰浊中阻之蒿芩清胆汤。如湿热较甚，出现身、目、小便黄染，又当加用清热利湿退黄之品如茵陈、金钱草、大黄等，取茵陈蒿汤之义。故对于肝经湿热者，必用苦寒之类，以清化（清利）为要。

（五）泻肝：肝火过盛，治以清泻兼施

泻肝常用于肝火亢盛、上炎的证候。因肝为刚脏，喜条达而恶抑郁，但每因情志刺激或其他病邪侵袭，以致肝气郁结，继而化火，或肝经素有积热，或嗜食肥甘油腻积而化火，

或他脏之火乘侮于肝等，出现肝火过盛的证候。肝火炽盛则易出现面红目赤、烦躁易怒、大便干结、吐血、衄血等；肝火乘犯脾胃则出现胁痛、吞酸等症（左金丸主症）；肝火灼肺则出现痰黄、咯血等症。治疗上常以清肝泻火为主，药如大黄、龙胆草、黄连、青葙子等。其中龙胆草清热燥湿，泻肝胆火，《用药法象》言其"退肝经邪热，除下焦湿热之肿，泻膀胱火"。黄连苦寒，清热燥湿，泻火解毒，《珍珠囊》载"其用有六：泻心脏火，一也；去中焦湿热，二也；诸疮必用，三也；去风湿，四也；治赤眼暴发，五也；止中部见血，六也"。大黄味苦性寒，归脾、胃、大肠、肝、心包经，功能泻下攻积、清热泻火、凉血解毒、逐瘀通经、利湿退黄。《本草新编》载"大黄性甚速，走而不守，善荡涤积滞，调中化食，通利水谷，推陈致新，导瘀血，滚痰涎，破癥结，散坚聚，止疼痛，败痈疽热毒，消肿胀，俱各如神"，故郭教授常用之以泻肝经实火。同时，肝火过盛每易伤阴，临床可酌加生地黄、知母、天花粉等养阴清热之品。

此外，临床尚有镇肝、潜肝、暖肝等法，在消化系统疾病中应用相对较少，此处不再赘述。

附二：治脾六宜

对于脾胃系病中常见脾脏病的治疗，郭教授常依其生理特性与病理特征，着眼于气血盈亏，立足于脾胃升降，总结了"运脾""燥脾""醒脾""温脾""理脾""升举脾气"的治脾六法，并择取相应方药，取效确切。

（一）运脾：脾气亏虚，当宜运补施之

气有先天之气和后天之气之分，先天之气源于肾，后天之气源于脾，脾主运化水谷精微，若脾失健运，则生化乏源而气虚，是故补气必须健脾，脾运健则化源足，化源足则气自充。脾胃之气，贵在运畅，脾不健运，则气机不畅而脘腹胀满，成为虚中夹实之候；脾喜燥恶润，脾虚不运，常致湿停，成为虚中夹湿之证。又因胃以通为贵，脾以运则健，尤喜通利而恶壅滞是其生理特性。胃为多气多血之乡，脾乃运化水湿之脏。国医大师李振华教授常说："脾胃虚馁，则气易滞、湿易聚、痰易生……多成本虚标实之证，乃其病理特征。"针对脾胃虚证，李老多采用"通补、行补、运补"，而不"纯补、峻补、壅补"的原则，强调治脾胃虚证当以运补之法，补药须佐宣通，而以香砂六君子汤治疗，补而不滞，通而不峻，以补为主，补通并行，使脾复健运，胃复通降，升降如常，而病痾乃愈。郭教授师李老教诲，在治疗脾胃虚证时辄以"运补"之法而施之。

（二）燥脾：脾湿过盛，当宜温燥胜之

燥脾法针对的是脾虚不能运化水湿者。脾喜燥恶湿，若先天禀赋不足或饮食失宜，损伤脾气，脾失运化，使湿浊内生；或外感湿邪，由表入里，湿邪困脾，使脾运失职而纳差便溏，升降失常则呕恶腹胀，湿滞肌肉则酸困沉重，湿浊上泛则头昏如蒙，浊气上蒸则舌苔厚腻，由于其病机关键为"湿盛困脾"，故其治则是"取其燥能胜湿，以燥湿健脾"。正如

前人倪松亭所言："湿气在于脏腑之内，肌腠之外，微而不甚者，宜用术、苍、朴、夏之属以健脾燥湿，比如微湿，以灰掺之则湿自燥也。"《医门补要·湿邪困脾》亦载："燥脾则湿去，犹之地上湿润，一得日照风吹，其湿立干。"在治疗上，郭教授常用健脾二陈汤，即在二陈汤基础上加用党参、佩兰、荷叶、白术、苍术、厚朴等。方中半夏辛温性燥，善能燥湿化痰，且能和胃降逆；陈皮、厚朴理气行滞，燥湿化痰；茯苓健脾渗湿，以杜绝生湿之源；党参、白术健脾补气，加生薏苡仁、苍术、佩兰、荷叶有燥脾芳香化湿、利湿之用，使湿邪去，脾运功能复常而病愈。

（三）醒脾：脾为湿困，当芳化醒之

芳香醒脾一法源于《内经》，《素问·奇病论》载："治之以兰，除陈气也。"《本草正义》载："芳香能助中州清气，胜湿辟秽。"醒脾是以芳香化湿醒脾药物，祛除湿邪，发醒脾气以使健运，治疗脾为湿困所致的纳呆不食、口淡黏腻、身困乏力等病症。郭教授临证常采用醒脾和胃汤治疗，即在白术、茯苓、山药等药的基础上加用佩兰、藿香、苍术、白蔻仁、草果仁等药以芳香化湿醒脾。《本草纲目》载："兰草……，气香而温，味辛而散，阴中之阳，足太阴、厥阴经药也。脾喜芳香，肝宜辛散，脾气舒，则三焦通利而正气和；肝郁散，则营卫流行而病邪解。"《本草正义》载："藿香芳香而不嫌其猛烈，温煦而不偏于燥烈，能祛除阴霾湿邪，而助脾胃正气，为湿困脾阳，倦怠无力，饮食不好，舌苔浊垢者最捷之药。"《本草正义》言："脾家湿郁，或为膜胀，或为肿满，或为泻

泄疟痢，或下流而足重胕肿……，但有苔浊不渴见证，茅术一味，最为必须之品。"临证中，郭教授常辅用佩兰、藿香、苍术三味，取其气味芳香性平，功用相似，芳香化湿，去陈腐，为醒脾之要药；助陈皮、茯苓、白术等君药益气健脾，化湿邪，醒脾气；白蔻仁、草果仁为佐药化湿行气和中，与君臣药共同益气健脾、化湿行气，以达醒脾之功。

（四）温脾：脾虚脏寒，当以热药煦之

温脾即温中祛寒健脾，是用温补的药物治疗脾胃虚寒证的方法。脾为阴土，喜温喜燥，脾的功能有赖于脾之阳气，脾的运化功能障碍，主要是由于脾脏的阳气不足，中焦虚寒，失于升清，运化无权所致。如过食生冷、过用凉药，或长期患病，或年老体衰等均可致之，此如《灵枢·五邪》所载"邪在脾胃，阳气不足，阴气有余，则中寒肠鸣腹痛"，临床多见纳差、腹胀、腹痛、便溏、四肢厥冷，或痰湿内生、水湿内盛等一系列症状，依据《素问·至真要大论》"衰者补之""寒者热之"的治则，郭教授临床以自拟温中健脾汤（党参、黄芪、茯苓、炒白术、桂枝、干姜、高良姜、吴茱萸等）治之。方中党参、黄芪、茯苓、炒白术健脾补气。桂枝、干姜、高良姜、吴茱萸等以温中散寒，共奏温中健脾之效。其中吴茱萸辛热，温脾益肾暖肝以祛寒，温阳以止泻，为治脾肾阳虚之常用药，《本草经疏》载"吴茱萸，辛温暖脾胃而散邪，则中自温、气自下，而诸证悉除"；桂枝温通十二经脉，助阳化气；干姜温阳守中，健运脾阳，为暖中之主药；高良姜归脾、胃经，散寒止痛，温中止呕，《本草汇言》载"高良姜，

祛寒湿、温脾胃之药也"。同时针对虚寒甚的病例，亦可加用附子，盖脾阳源于肾阳，临床配伍附子，实具釜底加薪之意，如附子理中丸。

（五）理脾：脾虚滞塞，当宜多法理之

郭教授认为："理者，寓治理之意。"此处的理脾指由脾虚引起的多种病证，可以采取多种方法治疗之意。《寓意草》载："理脾则百病不生，不理脾则诸疾续起。"理脾即疏理调畅脾气，以恢复其运化之职司，"脾主为胃行津液"，脾主运化升清，胃主受纳降浊，二者纳化升降正常，全在脾胃功能健旺。若脾胃气虚，无以推动脾胃之纳运、升降，势必影响水谷之腐熟、精微之转输、气机之升降、津液之输布、血液之运行，以致湿聚、痰生、气滞、血瘀、食积等，形成以中虚为主的病理基础，诸邪留滞丛生，虚实夹杂于中焦，影响脾之运化、胃之和降，从而引起诸多病症。对此，唯有在健脾的基础上针对其不同病机而施治，如：脾气亏虚，无以推动气机运行而致的气滞则宜健脾理气，选加厚朴、陈皮、枳壳、木香、槟榔、降香等；脾虚无以运化水湿而致的痰湿则宜健脾化痰祛湿，选加陈皮、砂仁、木香、降香等，其均气味芳香，对于气郁湿阻病变，用之可辛通气机，又可醒脾化湿；脾虚气滞，血行不畅则宜健脾理气活瘀，选加川芎、延胡索、丹参、三棱、莪术等取气能行血、气能帅血之意；脾虚胃滞，饮食停积则宜健脾和胃消食，选加炒麦芽、神曲、鸡内金、炒牵牛子、山楂等。脾胃虽病在中焦，亦当注意脏腑间的协同关系。如脾胃脾虚肝郁，可加柴胡、青皮、香附

等以疏肝理气；脾虚母病及子，肺气失宣，配伍苏叶、杏仁、桔梗等以宣降肺气等。如此，均为理脾之法。总之，气畅、湿去、痰化、血行、食消、肝疏、肺宣，滞塞得开，而有利于脾之健运，胃之和降则功能复常。

（六）升举脾气：脾虚气陷，当宜升提举之

脾虚气陷是指脾虚气弱，气机下陷，固摄和升举功能不足或衰退的病机改变，临床以脘腹重坠胀满、纳少食不下、食后胀甚、肢体倦怠、神疲乏力、少气懒言、形体消瘦、久泻、脱肛为主要临床表现。《素问·六微旨大论》载："出入废则神机化灭，升降息则气立孤危，故非出入则无以生长壮老已，非升降则无以生长化收藏，是以升降出入，无器不有。"气血津液的升降出入，反映了阴阳运动的基本形式，其中气的升降出入尤为关键，因为气为血帅，津随气行，故气行则血行，气滞则血瘀；气畅则津布，气郁则津壅；气虚不固则津液或为汗或随血溢脉外而为病。脾虚气陷多由脾气虚弱发展而来，凡能引起脾气虚弱的原因都可以导致脾虚气陷，如坐车颠簸、努力负重、妇女产时用力，或因久泻久利损伤中气等均可导致脾虚下陷，其基本病机集中反映在气虚不容、气血不固、气虚不摄、气虚不举、气陷不升等方面：气虚不能升举，脏器失固，可见脘腹坠胀、阴挺、脱肛等；气陷不升，清阳下陷可见久泻久利；清阳不升，清窍失养可见眩晕、头晕、耳目失聪等症。对于本证常需采用健脾益气升提法，一取甘温药物补中益气，一选升提药物举陷升阳，李东垣之"补中益气汤"和"升阳益胃汤"均可依据临床证候加减用之。

郭教授在针对本类疾病应用参、芪、术等健脾益气药的同时，必酌加升麻、柴胡、桔梗等升提药物以升阳举陷。

五、病久入络，从瘀论治

活血化瘀法是针对瘀血内阻的疗法，临床应用极其广泛，各种疾病在进程中，或发展到一定的阶段，都会产生不同程度的血瘀，因此，都应妥当地应用活血化瘀法来治疗。《金匮要略·脏腑经络先后病脉证》载，病邪"适中经络，未流传脏腑，即医治之……"，"一者，经络受邪，入脏腑……；二者，四肢九窍，血脉相传，壅塞不通；……以此详之，病由都尽"，阐述了疾病日久不愈，由外入内、由气到血、由经络至脏腑，久病入络的发展规律，并创立了以虫类药物来化瘀通络的治疗方法，如名方大黄䗪虫丸、鳖甲煎丸、抵当汤等。清代名医叶天士更是鲜明提出病久入络的观点，如《临证指南医案》载"久病入络""久痛入络"的病机特点，认为内伤杂病大多"初病气结在经，久病血伤入络"，揭示了内伤杂病是一个随着病程的延长由气到血的慢性病机演变过程，关于"久病入络"，提出"痛则不通，通字须究气血阴阳，便是看病要旨也"。郭教授在多年的临床观察诊治疾病中，益加体会到前人所谓的"病久不但多虚还多瘀""病久入络"的观点在临床中的重要性，认为久病之人，多气血不和，或生化乏源，血液易于生瘀，因此，她在辨证治疗慢性胃病时除了观察不同致病因素导致脾胃虚损的证候外，还非常注意有无血瘀的证候而恰当应用活血化瘀药，实践证明，若应用得当则能收到显著的功效，所以前人唐容川曾说"一切不治之症，终以不善治瘀之故"；又说"诸药不效，治瘀之法"。诚然，临证中不能理解为凡是难以治愈的疾病均要应用活血化瘀法，而是要善于诊察血瘀的证候而施之。

（一）病久入络的成因

在久病迁延未愈的病变过程中，病久入络的成因亦往往呈多元化，大致可概括为如下几个方面。

1. 气滞致血瘀

血行脉中，环周不休，全靠气的推动、统摄，若因情志所伤（忧思郁闷）则可造成人体的气机郁滞，气行则血行，气滞则血阻，从而形成血瘀。正如前人所说："气有一息之不行，则血有一息之不通。""气塞不通，血壅不流。"

2. 气虚致血瘀

形成气虚的原因有久病失养、年老体衰、营养不良、先天不足或劳倦过度等。气是推动血液运行的动力，气虚无力推动血液的运行则血运迟缓，甚至瘀阻，正如王清任在《医林改错》中说："元气既虚，必不能达于血管，血管无力，必停留而瘀。若气虚不能摄血，血不归经，溢于脉外，也为瘀血。"

3. 寒凝致血瘀

寒为阴邪，血得热则行，得寒则凝。《素问·调经论》载：

"寒独留，则血凝泣，凝则脉不通。"临床常见寒凝血瘀的成因，可由感受寒邪或误用凉药，造成体内阴寒过盛，寒主收引、凝敛，使体内经脉收引拘急而血行不畅导致血瘀。《灵枢·痈疽》载："寒邪客于经脉之中，则血泣不畅。"

4. 痰浊致血瘀

痰浊的成因有过食肥甘，饮食失节，损伤脾胃；或肝气乘脾，脾虚失运，聚湿生痰，痰浊流注经脉，阻碍气血的运行，形成痰浊血瘀证。由于痰浊可随着人体阳气的盛衰，或从热化，或从寒化，而形成寒痰血瘀或热痰血瘀之不同。

5. 阴血不足致血瘀

阴血不足的成因有年老体弱，或热病之后，或长期反复出血，以致阴血耗伤，使血脉失充，血行不畅，导致血虚血瘀，故《金匮翼·胁痛总论》载："气与血犹水也，盛则流畅，少则壅滞，故气血不虚则不滞，既虚则鲜有不滞者。"

6. 热盛致血瘀

热盛导致血瘀常因邪热内盛，煎熬阴血，阴血稠着，流行不畅所致，正如《金匮要略·肺痿肺痈咳嗽上气病脉证治》载"热之所过，血为之凝滞"，王清任云"血受热则煎熬成块"；或由热邪内盛，迫血妄行，溢于脉外，留于体内形成血瘀证。

7. 治疗不当

如出血治疗不当，妄用大剂量寒凉或重用涩剂，以致血行不畅而为瘀。

8. 术后

手术之后导致粘连、瘢痕而产生瘀血。

（二）与活血化瘀药伍用的治法

1. 行气活瘀

【主症】脘胁胀满作痛或刺痛，或胁下积块而不坚，性情易怒，嗳气呕逆。舌质暗、脉弦或涩。

临床常见于慢性胃炎、消化性溃疡、肝病初期、溃疡性结肠炎等病。

【方剂】

胃病：丹参饮、金铃子散、失笑散加味。

肝病：柴胡疏肝散合膈下逐瘀汤加减。

肠病：四磨汤合丹参饮加桃仁、红花、当归等。

【药物】

（1）活瘀药　延胡索、丹参、红花、三棱、莪术、桃仁、当归。

（2）行胃气药　木香、枳壳、陈皮、川朴、香橼。

（3）降胃气药　沉香粉、降香、柿蒂、刀豆子等。

（4）疏肝气药　柴胡、香附、乌药、西茴、川楝子、青皮。

【注意】

（1）不宜久煎，如古人用散剂、丸剂。

（2）行气药大多温燥，注意中病即止，不可久服，以免耗气伤阴。

2.益气活瘀

【主症】脘胁隐痛或刺痛拒按，或胁下积块，或有呕血、便血史，伴有腹胀、纳差、便溏，面色无华，气短乏力。舌质暗淡或有瘀斑、瘀点，脉弱或沉涩无力。

临床常见于慢性胃炎、消化性溃疡、溃疡性结肠炎、肝硬化等病。

【方剂】

（1）胃病　四君子汤合丹参饮、失笑散、金铃子散等。

（2）肝病　四君子汤合膈下逐瘀汤加减。

（3）肠病　参苓白术散合丹参饮加桃仁、当归等。

【药物】

（1）活瘀药　延胡索、丹参、红花、三棱、莪术、桃仁。

（2）益气药　生黄芪、党参、白术、茯苓、山药、西洋参、高丽参等。

3.温通活瘀

【主症】脘腹冷痛或刺痛日久，反复发作，或有呕血、便血史，伴有四肢不温、形寒畏冷、气短乏力。舌质暗或有瘀斑，脉沉缓。

临床常见于慢性胃炎（部分萎缩性胃炎）、消化性溃疡、肝硬化等病。

【方剂】

（1）胃病　理中汤或四逆散合丹参饮、金铃子散等。

（2）肝病　理中汤或四逆散合膈下逐瘀汤加减。

【药物】

（1）温经散寒药　桂枝、良姜、干姜、吴茱萸、附子、肉桂等。

（2）活血药　丹参、红花、川芎、三棱、莪术等。

4. 化痰活瘀

【主症】脘胁闷痛或刺痛拒按，或胁下积块，呕恶脘闷或腹胀纳差，进食加重。舌质暗，有瘀斑，苔腻，脉或滑。痰热血瘀者兼见口苦、小便黄、舌质红、苔黄腻、脉滑数。寒痰血瘀者兼见脘闷泛恶，畏寒肢冷。舌质暗淡、苔白腻、脉沉缓。

临床常见于胃病、肝胆疾病（脂肪肝、胆囊炎）。

【方剂】

（1）痰热血瘀证　黄连温胆汤合丹参饮、失笑散等。

（2）寒痰血瘀证　二陈汤、苓桂术甘汤合丹参饮、失笑散等。

【药物】

（1）活瘀药　三棱、莪术、丹参、桃仁、红花、延胡索等。

（2）化寒痰药　杏仁、半夏、白矾、白芥子等。

（3）化热痰药　瓜蒌、贝母、竹茹等。

5. 滋阴养血活瘀

【主症】脘胁疼痛或隐痛拒按，或灼热刺痛，或昼轻夜重，或见胁下积块，伴有口干咽燥、渴喜饮水、食少嘈杂、大便干结。舌红或暗红，或有瘀斑、瘀点，少津或无苔，脉细或细涩。偏血虚见面色无华，头晕心悸；偏阴虚见心烦、失眠、骨蒸潮热。

临床常见慢性胃炎（萎缩性胃炎）、肝病后期。

【方剂】

（1）胃阴虚　益胃汤（温病条辨）合丹参饮、金铃子散。

（2）肝阴虚　一贯煎合膈下逐瘀汤加减。

【药物】

（1）活瘀药　三棱、莪术、丹参、赤芍、牡丹皮、旱莲草、紫草、龟板等。

（2）养阴药　生地黄、天冬、麦冬、天花粉、地骨皮、银柴胡、知母等。

（3）养血药　熟地黄、阿胶、当归、枸杞子、女贞子、制首乌等。

6.凉血祛瘀

【主症】脘胁刺痛，或胁下积块，烦躁喜饮，手足心热，或吐血、衄血，或肌肤瘀斑。舌质红，苔黄，脉数。

临床常见于慢性胃炎、消化性溃疡、肝病后期、溃疡性结肠炎等。

【方剂】犀角地黄汤合丹参饮或膈下逐瘀汤加减。

【药物】

（1）凉血药　水牛角、生地黄、玄参、紫草、大黄。

（2）凉血活血药　牡丹皮、赤芍。

（3）若有出血者　大蓟、小蓟、地榆等。

（三）注意事项

1. 注意与其他药物配伍应用

引起的瘀血原因有气滞、气虚、寒凝、痰阻等之别，在用药时须根据血瘀的成因，恰当联合行气、益气、温阳、化痰等药，寻求从本治疗，才能从根本上防止瘀血的再生，并增强活血化瘀药物的疗效。

2. 根据活血化瘀药本身的性能，恰当选药

如既有血虚又有血瘀者，宜选当归、益母草、丹参等；既有血瘀又有出血者，宜选三七粉、大黄、煅花蕊石等；既有血瘀又有水停选泽兰等，可取一举两得之效。

3. 活瘀切勿伤正

活血化瘀药多为辛燥之品，特别是破血消瘀之药，过用久用，易伤人体正气，出现头晕、乏力等症，这与用药后血管扩张，血流加快以致能量消耗有关，因此，在久用活瘀药时要防止耗伤正气。

4. 活血勿致出血

应用活血药太过，如过于峻猛，用量过大，对有出血倾向者，如肝硬化门脉高压或凝血机制障碍的患者，容易造成出血，故此时要注意选用活血止血之品，而勿用破血药物，

以免引起大出血。

5. 酌定药物的剂量

活瘀药物的强弱与活瘀药用剂量的大小有关，前人曾说：红花小量则养血和血，大量则活血化瘀。故一般的活血药，大剂量用有破血之力，而破血消瘀之品小剂量用反有活血之效。因此，临证时要根据瘀血的轻重久暂及患者体质、病情等选择药物，酌定剂量。

同时，应用活血化瘀药还需根据瘀血的程度、人体的体质，以及活血化瘀药本身的性能、特点，加以适当配伍，才能更好地发挥其治疗作用。

六、胃病中的"有形之瘀与无形之瘀"及其临床应用

郭教授在多年诊治脾胃病中，不但重视运补脾胃、斡旋升降等法，还善于运用活瘀药治疗胃腑血瘀证，基于多年对本证的治疗心悟，提出胃腑血瘀证的"有形之瘀"与"无形之瘀"："有形之瘀"可表现为瘀血停滞于局部所致的刺痛、痛处固定不移、结块、瘀斑等有症有形等证候特点；"无形之瘀"是对中医瘀血范围的延伸与扩大，是血液运行迟缓、不畅所引起的一种病（理、机）变状态，通常无明显"瘀血"的体征表现，医者也无法直观看到血瘀的证候，但以活瘀的治法可取得更好的疗效，否则效果欠佳，甚或无效。基于胃痛血瘀证的病证特点，郭教授提出了"从一症三望辨有形之瘀"和"从无形之症辨无形之瘀"的辨瘀方法并运用到胃病

的诊治中，收效颇佳。

（一）从一症三望辨有形之瘀

所谓"一症三望"分别是"有胃腑出血症状的病史""望胃镜下胃黏膜相""望钡餐造影""望舌"，郭教授常通过这四个方面来诊断胃腑病症的"有形之瘀"。

1. 从有出血症状的病史辨瘀

胃病中常见的如消化性溃疡，在活动期溃疡局部常有出血的症状，量少可见黑便（便血），量大则致吐血。出血后离经之血溢于脉外，积于体内形成血瘀；或治疗出血时不究根源，妄投寒凉，寒凝血脉；或过于止涩，使离经之血滞涩于局部而致血瘀。对此，郭教授在治疗消化性溃疡出血时在辨证治疗的基础上加仙鹤草、小蓟、藕节等，而在血止溃疡愈合期则改用止血活瘀药，如蒲黄、三七粉等，使止血而不留瘀。

2. 从望胃黏膜相辨瘀

郭教授在诊治胃病的望诊中，十分重视对于胃黏膜相的观察，善于将整体辨证与胃镜胃黏膜相的望诊相结合进行诊疗，如浅表性胃炎所呈现的点片状红斑、充血、水肿、糜烂，消化性溃疡周缘的充血、水肿、糜烂，慢性萎缩性胃炎黏膜相所见的暗红色或蓝色树枝状血管网征象，以及息肉等，均存在不同程度的血瘀，而以适量的活瘀药治疗。她认为，通过胃镜检查可使中医望诊的范围进一步得到延伸，但仍属望诊的范畴，同时亦为临床辨证提供更为丰富的内涵。

3. 从望钡餐造影辨瘀

临床上，钡餐造影与胃镜检查有着互补的作用。胃镜检查可直视胃内的黏膜相，有利于直观地对胃内病变的观察和对胃黏膜进行病理活检，以确定病性，而钡餐检查则有利于对胃之位置、形态、轮廓、张力、蠕动等情况的观察。在对血瘀证的诊治上，郭教授在对钡餐检查造影中所见部分十二指肠球部溃疡反复发作，导致局部变形、狭窄者，认为当考虑局部血瘀的存在而应用活血化瘀药，因部分十二指肠球部反复溃疡造成局部虽有变形、狭窄，尚未影响食物的通过，但当辛辣刺激食物、饮食过饱等因素致使狭窄、变形处发生充血水肿或糜烂时，则会加重病变处狭窄的程度，导致不完全性梗阻的发生，临床可见胃脘胀痛、纳食不进或食入即吐等症，治疗时酌用活血化瘀药，常有助于水肿充血消散、梗阻解除，缓解病症。

4. 从望舌象辨瘀

血瘀证的患者常舌质暗，舌体的瘀点、瘀斑是血瘀证典型的舌象表现，且舌质暗，舌象瘀点、瘀斑的程度往往与血瘀证的程度呈正相关。临床观察所见病情愈重，瘀证的这种舌象亦愈重，而随着活血化瘀药的应用，使体内血瘀程度得以减轻，血瘀的舌象亦随之变浅或逐渐消失，因此前人谓："舌象是人体内部内在生理功能与病理状态表现于外的一面镜子。"

（二）从无形之症辨无形之瘀

郭教授认为"无形之瘀"可从病程、疼痛发生时间、腹胀的特点而辨，将"无形之症"所致的"无形之瘀"总结为3个方面。

1. 从久病辨瘀

久病之人，气血亏虚，或生化乏源，使血脉失充，血行迟缓，因虚而致瘀，故前人说"有一分虚，便多一分瘀"；或久病脾虚，无以腐熟运化水湿、水谷所致的痰湿食滞等，滞碍气行，阻塞脉络，亦致血瘀；或阴血不足，血脉失充，血行不畅而致瘀，《临证指南医案》中曾载"病久入络"，"初为气结在经，久则血伤入络，必理血分，兼通络瘀"。郭教授临床观察亦认为，很多慢性胃病常因饮食稍有不慎或情绪不畅而发作，久病不但多虚还多瘀，故对胃病病程较久且反复发作者，当据其病情于方药之中伍入活血化瘀药。

2. 从痛发时间及程度辨瘀

中医学认为：昼为阳，动者为阳；夜属阴，静者为阴。由于夜属阴，为阴气偏盛之时，加之人又处于静卧寐眠的状态，气血运行相对迟缓，对于气血运行相对缓慢的患者则会加重其血瘀的程度，从而引发疼痛或加重疼痛的程度，故对于入夜痛甚或痛发者，郭教授认为多夹有瘀，而常伍用活血化瘀药治疗。

3. 从胀满的体征辨瘀

气滞和血瘀引起的胀满病位不一，表现的症状体征亦不一样。从症状体征上看，因气滞引起者常可见到腹部胀满的体征，并伴有嗳气等症；血瘀引起的胀满往往是患者自觉脘腹胀满，而医者查之，却未诊查到胀满体征。《金匮要略·惊悸吐衄下血胸满瘀血病脉证治》载："腹不满，其人言我满，为有血瘀。"郭教授认为，在胃肠病中，气滞和血瘀的病位不一样。气滞的病位在胃肠道之空腔脏器中，因此，气滞可以使其膨大，故常望之显形，叩之呈鼓音；血瘀在脉络中，故在望诊上难以诊查到胀满的证候，而患者却自感胀满。对此，郭教授在临证中也常考虑血瘀证的存在而以适宜的活血化瘀药治疗。

郭教授还指出，无论是"从一症三望而辨有形之瘀"，还是"从无形之症而辨无形之瘀"，临证中但见上述一症便是，诸症未必悉具，即抓住上述的一种病证即可确认为有血瘀的病机而以活瘀法治疗。

（三）无形之瘀与有形之瘀的关系

临床上，"无形之瘀"与"有形之瘀"会随着病机的变化和治疗的转归而转化。一般而言，从发病时间与病情的轻重程度看：无形之瘀病情相对较轻、病势较缓，如十二指肠溃疡患者夜间隐隐作痛，或胃病日久，缠绵发作的胃脘隐痛等；有形之瘀病情相对偏重、病势偏急，如急性胃黏膜病变之红肿、糜烂出血者，十二指肠球部溃疡充血、水肿，致幽门不全梗阻者等。从二者的关系上看，未及时用药或临床失治误治，部分无形之瘀病情加重可发展为有形之瘀，如部分十二指肠球部溃疡入夜疼痛发作或加重的无形之瘀，反复发作可致十二指肠球部溃疡瘢痕形成，出现变形、狭窄，甚者梗阻而可发展为有形之瘀。若临证用药及时确当，一些有形之瘀亦可向无形之瘀转化或向愈，如临床许多镜下望之糜烂性胃炎的充血水肿，或消化性溃疡周缘的充血水肿，萎缩性胃炎胃黏膜相所呈现暗红色或蓝色树枝状血管网的征象以及镜下所见息肉、结节，舌质紫黯、有瘀斑等，随着活血化瘀药的应用可使其不同程度地减轻或消失。

此外，无形之瘀与有形之瘀亦常因疾病发病的不同特点而形成，如反复发作的糜烂性胃炎、十二指肠溃疡或慢性萎缩性胃炎多为有形之瘀，或有形之瘀与无形之瘀并见的情况，功能性胃肠病多为无形之瘀。郭教授强调在临床上，对于无形之瘀者尤当详查并妥当用药。

（四）胃病血瘀证的辨证用药

在胃痛血瘀证的治疗上，郭教授常用丹参饮、金铃子散、失笑散三个时方治疗，其应用时的区别有以下几点。

1. 丹参饮出自清·陈修园《时方歌括》，由丹参、檀香、砂仁组成。方中以丹参为主药，长于活血化瘀止痛而不伤气血，因血瘀亦可阻滞气机，故配少量的檀香、砂仁行气解郁，温中止痛为辅，共奏活血行气、通络止痛之效。郭教授体会：①本方以丹参独重，主以化瘀，辅以行气，为治疗血瘀为主之胃痛的有效方剂。由于该方药物精专，临证时可随病症而调整药物，如以胃脘刺痛为主、夜间疼痛发作频繁等以血瘀较重者，可加三棱、莪术等化瘀之品；胃脘胀满，伴嗳气等气郁稍显者，适增檀香、砂仁之量，并可加木香、厚朴等药；若两胁胀满，善太息等兼肝郁者，可酌加香附、郁金、佛手等疏肝解郁之药。②该方剂药性平和，对于胃痛血瘀证无论偏寒、偏热者均可选用。

2. 金铃子散亦摘自清·陈修园《时方歌括》，由川楝子（金铃子）、延胡索组成。方中川楝子疏肝气、泻肝火，延胡索活血散瘀、行血中气滞。郭教授认为：川楝子泄气分之热而止痛，延胡索行血分之滞而止痛，二药合用，疏肝行气泄热，活血化瘀止痛，故对胃痛血瘀证兼肝经郁热者最宜用之。

3. 失笑散出自《太平惠民和剂局方》，由五灵脂、蒲黄组成。方中五灵脂化瘀止血、行气止痛，蒲黄活血祛瘀、收涩止血。郭教授体会：①五灵脂主以散瘀止痛，蒲黄擅行血止血，二药同用，活血止血，用于既有出血（吐血、便血）又有瘀血的胃痛，如糜烂性胃炎，或消化性溃疡时胃黏膜相呈现充血、糜烂、水肿的状态时最佳。②蒲黄生用偏于行血祛瘀，炒用偏于收敛止血，故对胃痛血瘀证之出血兼血瘀者，可生炒各半同用，同时还有止血而不留瘀的特点。

以上三个时方均以活血祛瘀止痛为主要功效，郭教授指出在治疗胃痛血瘀证时，可依其临床病机病症，既可单独应用，又可灵活合用，同时更应详审引起血瘀证的病机、病情的轻重而加减应用。

（五）病案举例

案 1 吴某，男，40 岁。2016 年 6 月 25 日初诊。

主诉：胃痛 1 月余。

现病史：患者因连续加班，夜以继日，饮食不规律，引起胃痛、纳差等症，住入某医院治疗，好转后出院，仍继续加班赶时间，使胃痛等症复又加重而入我院治疗。现患者胃脘灼热疼痛不能自已，呻吟不断，不能饮食，形体消瘦，舌质稍红，苔黄腻，脉数。给予静滴抑酸等药时胃痛减轻，但停止输注后疼痛如故，反复不断已 3 天。胃镜检查结果提示：胃黏膜大片红肿、充血、糜烂。舌质稍红，苔薄黄，脉稍数。

中医诊断：胃痛（湿热蕴结，瘀血阻络证）。

西医诊断：糜烂性胃炎。

处方：失笑散合金铃子散加味。

五灵脂 9g，蒲黄 9g，延胡索 15g，川楝子 9g，连翘 15g，蒲公英 30g，败酱草 30g，太子参 15g，生山药 30g，白及 15g，炒麦芽 30g，神曲 12g，鸡内金 10g。3 剂，水煎服。

二诊：2019 年 6 月 29 日。患者自述服药半小时后胃痛消失，虽然仍每天输液，但疼痛未再反复，并可进少许饮食，3 剂后疼痛等症均已消失。以后稍做调整巩固治疗。

按语：根据本案病史及胃镜所见的胃黏膜相，红肿、充血、糜烂为重要的辨证依据，当为"有形之瘀"。以失笑散（五灵脂、蒲黄）止血、活血而疗黏膜之糜烂、出血；金铃子散（延胡索，川楝子）行气化瘀止痛；连翘、蒲公英、败酱草清热解毒、利湿活瘀，针对胃黏膜红肿、充血、糜烂、灼热疼痛而用；因患者多日不能正常饮食，脾胃气阴已伤，故加太子参、生山药平补气阴、健脾养胃而不温燥；白及所含的胶质可保护胃黏膜；炒麦芽、神曲、鸡内金消食和胃。药汁入胃后直接附着在胃黏膜表面，充分起到了清热化湿、活瘀养胃等作用，可快速止痛。本案突出了以辨证论治与胃镜下胃黏膜相相结合及从望胃黏膜相辨瘀的特色。

案 2 刘某，男，34 岁。2015 年 10 月 15 日初诊。

自述：脘腹痞满已 3 年。

现病史：3 年前渐有脘腹胀满，且日趋加重，曾遍服行气降气、消食和胃中药，多潘立酮片、枸橼酸莫沙必利片等西药而无效。现自述脘腹胀满，晚饭后尤重，每晚必围绕操场跑 3 圈（1200m）左右，胀满减轻后方可入睡，否则难以入寐，故无论寒暑冬夏、阴晴雨雪，每晚跑步已为其日常。患者虽自觉脘腹胀满，但查体则未见明显的胀满体征，伴有郁闷急躁等症。舌质稍暗淡，苔白微腻，脉稍弦。

中医诊断：胃痞（气血瘀滞证）。

西医诊断：功能性消化不良。

处方：丹参饮合金铃子散加减。

丹参 30g，檀香 6g，砂仁 6g，延胡索 15g，川楝子 9g，三棱 10g，莪术 10g，山药 20g，茯苓 15g，炒麦芽 30g，神曲 12g，鸡内金 10g。6 剂，水煎服。

二诊：2015 年 10 月 22 日。自述服药 3 剂后脘腹痞闷胀满消失，现无任何不适症状，要求再服此药巩固疗效。

按语：①病程 3 年，初服行气药无效，病久入络当为其有瘀；②自觉腹胀满，而查之未见明显的胀满体征，亦为有瘀。郭教授认为，以上均为"无形之瘀"所致。患者平素乃名校教师，为尽师者之职，势必劳心思虑，《素问·举痛论》云"思则气结"，长期思虑则气机郁结。中医学认为，气行则血行，气止则血止，气有一息之不运，则血有一息之不行，故其病机由气滞已致血瘀。运动后血流运行加速，血瘀得以改善，气机亦得畅行，胀满随之减轻。故本案治疗中不但行气，还当活瘀。选方以丹参饮合金铃子散为主。方中丹参、檀香、砂仁、延胡索、川楝子活瘀行气；考虑患者患病良久，恐丹参、延胡索药力不足，故加三棱、莪术以增活瘀通络之效；又虑攻伐之药伤及正气，再加山药、茯苓顾护脾胃。故本案旨在行气活血、化瘀通络而获效。

七、活用"枳术汤方"，治疗脾胃病证

郭教授治疗脾胃病，常依脾胃主纳运升降的生理特点及其功能失常后的这一病机特征，取张仲景的枳术汤与刘完素的枳术丸方义，以白术（炒白术、生白术）、枳实（枳壳）为主药组成"枳术汤方"，加减治疗脾胃功能失常引起的诸多疾病，疗效颇佳。

（一）脾胃病的生理特点及病理特征

脾胃同居中焦，互为表里，纳运互助，升降相因，为人体气机升降之枢纽，共同发挥着受纳腐熟水谷，运化水谷之精微，以化生气血、充养周身的作用。胃之受纳，脾之运化，是脾胃的基本生理功能特点之一，然这一功能的正常发挥，

还有赖于脾升胃降功能的相助，故脾升胃降亦是脾胃基本的生理功能之一，纳运升降功能正常，则腐熟水谷、运化精微，清升浊降，升清降浊，化生气血功能正常，正如《临证指南医案》华岫云按言："纳食主胃，运化主脾，脾宜升则健，胃宜降则和。"若饮食失宜、七情内伤、劳役过度等因常致胃失受纳，脾失健运，胃不降浊，脾不升清，以致宿食内停、气机阻滞、痰湿内生、瘀血阻络，甚或寒热虚实错杂于中焦等，以致胃痛、胃痞、纳差、胃缓、嗳气、呕吐、泄泻等诸多脾胃病证。张锡纯说："脾胃同居中焦，为气机升降之枢机，当升不升，当降不降，皆为病态。"由于脾胃病的病机核心是纳运升降失常，而治疗脾胃病即在恢复其纳运升降这一正常功能。郭教授认为枳术汤、枳术丸证治方义正切中这一病机核心点，故常运用此二方作为治疗因脾胃纳运升降失常所致临床病证的基本方，并随证加减化裁，其效显著。

（二）枳术汤与枳术丸方义分析

枳术汤由"枳实七枚，白术二两"组成，出自张仲景《金匮要略·水气病脉证并治》："心下坚，大如盘，边如旋盘，水饮所作，枳术汤主之。"该方中主为枳实行气散结消痞，辅为白术健脾化饮利水，二药相伍，通不伤正，补不留邪，治疗脾虚气滞，失于输转，以致水气痞结于胃部所致的胃脘痞满证。

张元素将枳术汤中白术、枳实的比例做了调整，并改汤为丸，名为枳术丸。其弟子李东垣在《内外伤辨惑论·卷下》记载："治痞，消食，强胃。白术二两，枳实麸炒黄色，去穰，一两，上同为极细末，荷叶裹烧饭为丸，如梧桐子大，每服五十丸，多用白汤下，无时。"方中以白术为主，重在健脾益气，以助脾运；枳实为辅，降气化滞，消痞除满；并配荷叶烧饭为丸，取其芬芳升清，助白术以增健脾益胃之功，治疗脾胃虚弱，气机阻滞，食少不化的脘腹痞满证。

（三）运用枳术汤与枳术丸及其药物选择

1. 枳实（枳壳）及生白术、炒白术的用药选择

枳术汤与枳术丸（郭教授常取枳术丸义用作汤方治疗）中枳实、白术的剂量不同，决定了治疗的不同病机侧重点与临床的主要病症，正如《医宗金鉴》中载："二药一缓一急，一补一泻，其用不同，只此多寡转换之间耳。"白术归经脾、胃，功在补中健脾、燥湿利水，主治脾虚失运，水湿内停诸证，诸如食少便溏、倦怠乏力、痰饮水肿等症。郭教授体会炒白术偏于健脾燥湿，生白术偏于益气生血。枳实归经脾、胃、大肠，功在破气消积、化痰除痞，主治食积停滞、腹痛便秘、泻痢不畅、痰浊阻滞、胸脘痞满等症；而枳壳归经、功用与枳实同，但作用较缓，以行气宽中除胀为主。基于上述二方中枳实、枳壳，生、炒白术的功能及作用特点，郭教授在临床应用时各有侧重：若以脾气虚为主者重用白术，在炮制和剂量上结合生白术不燥，大剂量有益气润肠的作用，常用于易于便秘的患者，尤其是气虚便秘，常用量在30～70g；炒白术燥湿健脾，有止泻作用，常用于治疗泄泻便溏者。若以胃肠气滞偏重者重用枳实、枳壳：枳实用于相

对病重体壮之胃肠的积滞证，偏走于下，主治病位偏于在肠；枳壳用于相对病轻体弱之胃肠气滞证，偏走于上，主治病位偏于在胃，剂量在 10～30g。荷叶升发脾胃之清气，健脾开胃，并有清暑化湿的作用，对于湿浊困脾，清阳不升，舌苔偏腻者郭教授亦时常用之。总之，临证中还须依其不同的病症、患者的体质等灵活应用，忌一概而论。

2. 以"枳术汤方"为主药的临床组方应用

由于临床脾胃病病症多种、病机复杂，先贤医家已多在二方的基础上加味组方治疗胃肠多种病证。受前世医家的影响，郭教授在治疗脾胃病中尤喜取二方义作为治疗脾胃疾病的引领药物，并通过临床不同的病证组方治疗脾胃功能失常所导致的诸多疾病。郭教授常用的以"枳术汤方"为主的系列加减组方有以下几种。

（1）枳术健脾方（枳术汤方与六君子汤组合加减） 白术、枳壳、党参、黄芪、茯苓、山药、陈皮、木香、炙甘草等。功能以补中益气、健脾助运为主。主治纳差食少，气短乏力，面色萎黄，手足不温，大便溏薄，舌质淡，苔薄白，脉虚弱等。方中白术、党参、黄芪、茯苓、山药、炙甘草健脾益气，其治在脾；枳壳、陈皮、木香行气降气，其治在胃。全方共达健运脾胃、和降胃气的功效，符合脾胃纳运升降之理，亦与国医大师李振华教授"脾胃虚证当以运补、行补"的学术思想相符。

（2）枳术行气方（枳术汤方与自拟疏肝畅胃汤组合加味） 白术、枳壳、郁金、香附、木香、陈皮、厚朴等。功能以健脾疏肝和胃、行气除胀消痞为主。主治脘胁胀满，胸闷善叹息，嗳气少食，每因情志不畅而诱发，舌质淡，苔薄白，脉稍弦等。方中白术健运脾气；郁金、香附疏理肝气；枳壳、木香、陈皮、厚朴和降胃气。脾虚偏甚者可加党参、茯苓、山药，体现了李振华教授对于"慢性胃病当脾胃肝脏腑同治"的诊治特色。

（3）枳术活瘀方（枳术汤方与金铃子散、丹参饮组合加减）　白术、枳实（枳壳）、丹参、檀香、延胡索、川楝子、莪术、三棱等。功能以健脾行气、活瘀通络为主。主治胃病病程较久，脘腹刺痛，痛有定处，按之痛甚，或入夜尤甚，或有吐血便血病史，舌质暗，有瘀斑、瘀点，脉涩等。方中白术健运脾气；枳实（枳壳）、檀香通降胃肠之气；丹参、延胡索、川楝子、莪术、三棱化瘀通络。脾虚甚者可加党参、黄芪、茯苓、山药，取益气活瘀之意；胃滞可加陈皮、木香、厚朴、降香等，取气行血行之意。

（4）枳术消食方（枳术汤方与三消饮组合加减）　白术、枳实（枳壳）、茯苓、荷叶、麦芽、神曲、山楂、鸡内金等。功能以健脾和胃、消食除胀为主。主治脘腹胀满拒按，纳差食少，嗳腐吞酸，或呕吐不消化食物，或大便不爽，苔厚腻，脉滑等。方中白术、枳实（枳壳）、茯苓健脾气、降胃气；麦芽、神曲、山楂、鸡内金消积化食。全方共奏健脾消食和胃之功。

（5）枳术化痰方（枳术汤方、四君子汤与二陈汤组合加味）　白术、枳实、党参、茯苓、半夏、陈皮、荷叶、炙甘草等。功能以健脾行气、燥湿化痰为主。主治胸脘痞闷，不思饮食，或恶心呕吐，或呕吐多为清水痰涎，头眩心悸，舌苔白滑，脉象虚弦等。方中白术、枳实、荷叶为枳术丸义，以健脾化湿、和胃消痞；党参、茯苓、半夏、陈皮、炙甘草寓四君子汤与二陈汤义，健脾燥湿化痰。三个名方共为一炉，标本同治。

（6）枳术止呕方（枳术汤方合小半夏汤加味）　白术、枳壳、姜半夏、姜竹茹、砂仁、生姜等。功能以健脾和胃、降逆止呕为主。主治呕吐，或饮食不慎即吐，脘腹胀满，嗳气厌食，舌质淡，苔白或厚腻，脉濡弱或滑实等。本方乃枳术汤方合小半夏汤（半夏、生姜）加姜竹茹、砂仁以健脾和胃止呕，体现了"辨证论治与专方专药相结合"的治疗特色。

（7）枳术止酸方（枳术汤方合瓦甘散乌贝散加味）　白术、枳壳、海螵蛸、浙贝母、煅瓦楞子、甘草等。功能以健脾和胃、降逆制酸为主。主治胃胀，纳差，反酸，烧心，舌质淡，苔白或腻，脉或弦或弱等。本方以枳术汤方与民间验方乌贝散、瓦甘散相结合，亦体现了"辨证论治与专方专药相结合"的治疗特色。若肝火犯胃所致之口苦嘈杂泛酸，可合用《丹溪心法》中之左金丸，以黄连6份、吴茱萸1份为比例，辛开苦降、降逆止酸。"李振华老师用左金丸时重用黄连以泻火，佐以吴茱萸以散郁，辛开苦降。治疗吞酸嘈杂，李老用左金丸，一般是观察寒热的轻重，若热重重用黄连，少用吴茱萸，寒重则重用吴茱萸，少用黄连，对肝胃郁热泛酸者，黄连重于吴茱萸，往往收到显著效果。"（《李振华医案医集·医案篇·胃痛》）。

（8）枳术通腑方（枳术汤方合行气润肠药加味）　白术、

枳实、厚朴、乌药、炒决明子、炒莱菔子、紫菀等。功能益气润肠、顺气导滞。主治大便干结，或不甚干结，或欲便而不得出，或便而不爽，虽有便意，但临厕努挣乏力，便难排出，便后乏力，舌淡，苔白或腻，脉稍细或弱等。方中取枳术汤方运脾气、畅肠腑，以促进脾胃肠之功能，生白术常用60g以上，厚朴、乌药、炒决明子、炒莱菔子降气润肠通腑；由于肺与大肠相表里，紫菀能宣肃肺气而通大便，亦寓"提壶揭盖"之法。

临证时，郭教授常以枳术汤方加味组合的小处方结合临床病症，或一方独用，或二方并施，或三方共进，依证而施，多取良效。

八、治疗他病，勿伤脾胃

郭教授认为，临床上无论治疗任何疾病，在用药时必以勿伤脾胃为原则。明·张景岳说："人之始生，本乎精血之原；人之既生，由乎水谷之养。非精血，无以充形体之基；非水谷，无以成形体之壮。"因脾胃为后天之本、气血生化之源，人体的五脏六腑、四肢百骸、十二经脉等均赖脾胃所化生的精微气血以荣养，方可各司其正常生理功能而无病患。对于机体与疾病而言，大凡患者胃纳尚佳，食欲不减，说明脾胃之气尚好，则气血生化有源，人体有了赖以生存、抗邪祛病的物质基础，即使患病，预后亦多良好。故郭教授在临证施药时，十分重视"勿伤脾胃"。

在临床中，郭教授非常崇尚仲景《伤寒论》"保胃气"的思想，如"太阳病，发汗后，大汗出，胃中干，烦躁不得眠，欲得饮水者，少少与饮之，令胃气和则愈"。服桂枝汤后，"啜热稀粥一升余以助药力"，体现了在药物煎服中要注意"保胃气"、助药力以助愈病；同时，需"禁生冷、黏滑、肉面、五辛、酒酪、臭恶等物"之饮食宜忌；服攻下之剂大承气汤"得下，余勿服"，小承气汤"若更衣者，勿服之"等，警示用药不可过度，以免攻伐太过损伤胃气。在药物的组方中，如白虎汤中石膏、知母属寒凉之品，方中佐粳米、甘草以防石膏、知母寒凉伤胃；大黄甘草汤中以甘草防大黄苦寒伤胃，使祛邪而不伤正及顾护胃气。郭教授的这些学术思想，给后人留下了宝贵的用药经验。

在临证中，对于外感阳热之邪入侵为病，我们常用的寒凉之品虽可清除热毒，但在量大过用时也易损伤脾胃阳气，使中阳受损，化源亏虚，无力清除余邪，致病程冗长而缠绵难愈，反易加重病情；或治疗病实的疾患，攻邪无度，亦可使实邪虽或稍去但正气亦伤等。故郭教授在临证立法、组方、服法等方面均处处注意顾护脾胃。诸如在用苦寒药清热泻火解毒，或治疗脘满呕逆、阳明腑实之腹胀便秘，或治疗湿热之泻痢后重、黄疸，不但量须适当，并酌用顾护脾胃之品。对于中焦虚寒过用温中之药、阴虚证过施滋腻之剂等，则会燥伤胃阴或腻胃滞脾，故组方当以中正和缓为宜，使病退而勿伤脾胃。在治疗其他系统的疾病时，处方施药，亦必以"勿伤脾胃"为准绳。

病案：陈某，男，85岁，以纳差伴恶心20余天来诊。自述直肠息肉术后服用西药，因药物副作用引起头晕、恶心、干呕不能食、乏力等症，住入本地医院，检查结果提示电解质紊乱，经治疗好转出院，但出院后症状随之加重而来诊。现症见：纳差不能食，1天仅能勉强进食一碗小米粥，频频呕恶，胃脘喜暖，口苦心烦，咳吐白痰，腹胀便秘，心慌胸闷气短，失眠头晕，精神疲惫，因无力行走而被抬入医院。舌质暗淡，苔厚腻，脉细弱。

既往有直肠癌切除术病史。

中医诊断：纳差（脾胃气虚，胃气上逆证）。

现患者由于无力坚持坐位而平卧于候诊的长凳上，其家属建议先予适量的药物口服以使患者能够支撑等待，故暂时予黄芪15g，太子参15g，砂仁8g，姜竹茹10g，1剂，颗粒剂，当即冲服以益气止呕。继以四君子汤、枳术止呕方合枳术消食方加减：党参20g，黄芪15g，茯苓15g，生山药30g，生白术60g，枳壳15g，姜半夏10g，砂仁10g，姜竹茹10g，生姜3g，炒麦芽20g，神曲12g，鸡内金12g，全瓜蒌20g，浙贝母10g，紫菀15g。14剂，颗粒剂冲服。

复诊时患者由家属陪同自行走路来诊，自诉药后第2天即明显好转，已有食欲，可少量饮食，此后几天食欲及纳食日增，已无干呕，心慌胸闷、气短痰多消失，夜寐亦可，大便日3次成形，服药6天后可在走廊里行走600m左右（原搀扶亦无力行走）。有饥饿感，每日早餐1碗米粥、1个馒头、1个鸡蛋、适量蔬菜，午餐1大碗鸡汤面条，晚餐1碗粥、1个馒头、适量蔬菜，后半夜再冲服麦片粥等。家属诉每天可进食5～6顿餐，昨日起可自行扶楼梯上楼。方药仍以四君子汤、枳术止呕方合枳术消食方加减：西洋参9g（自备），党参 20g，茯苓 20g，生山药 30g，生白术 30g，枳壳 12g，姜半夏 10g，砂仁 10g，姜竹茹 10g，生姜 3g，炒麦芽 20g，神曲 12g，鸡内金 12g，全瓜蒌 15g，浙贝母 10g，紫菀 10g，灵芝 20g，菟丝子 30g。14 剂，颗粒剂冲服。

四诊时已可正常纳食，已无胸闷气短等症，形体有力，体质基本恢复如常，大便日 1 次，舌质稍暗红，苔白稍腻，脉稍弦。以健脾补肾，消食化痰法调理善后。方药以四君子汤合枳术消食方加减：党参 15g，茯苓 20g，生山药 30g，生白术 30g，枳壳 12g，姜半夏 10g，炒麦芽 20g，神曲 12g，鸡内金 12g，乌药 15g，全瓜蒌 15g，浙贝母 10g，杏仁 10g，陈皮 12g，灵芝 20g，菟丝子 30g，炙甘草 g。14 剂，颗粒剂冲服。后回访患者服药后一切复常。

本例因服药损伤脾胃，使脾失健运，胃失和降，胃气上逆而纳差、恶心、干呕；水谷化生精微不足，不能充养心肺、四肢，故心慌气短，头晕失眠乏力；脾失运化，痰湿内停，郁而化热则有口苦咳痰、苔厚腻，脉弱为中气亏虚之象。药用党参、黄芪、茯苓、生山药、生白术益气健脾；枳壳、炒麦芽、神曲、鸡内金理气开胃，行滞消积；姜半夏、砂仁、姜竹茹、生姜降逆止呕；全瓜蒌、浙贝母清化痰热。全方会四君子汤、枳术消食方、枳术止呕方义于一体，加减治之而有补益脾胃、行气消食、降逆止呕之效，脾胃气足、滞消胃和则纳食、乏力、心慌气短等诸症皆可改善，胃气平和则干呕、恶心自止。复诊加灵芝、菟丝子益气扶正，加强培补之力以善后。

九、危症重症，尤重脾胃

气机升降理论是中医理论的重要组成部分，而脾胃为气机升降之枢纽；生命活动的正常进行有赖气血以维系，而脾胃为气血生化之源。故《素问·六微旨大论》载："升降息则气立孤危。"前人有"脾为百骸之母""有胃气则生，无胃气则亡""保得一分胃气，便有一分生机"之说。

中医学认为，人体气机升降正常，则气、血、津液得化，正气得以补养；反之，气机升降失调，则痰、瘀、毒等内生，气、血、津液不能正常化生，正气无以充养，脏腑功能不足，无以鼓动气血、蒸津化气，又致气滞、血瘀、痰阻加重而使气机升降益加失调。因此，郭教授认为，人体病情危重的程度与气机逆乱的程度呈正相关，而脾胃升降失常又常是危重症胃肠功能障碍发生发展的重要病机所在，临证诊治时当需审证求因，注意斡旋中焦脾胃气机，恢复升清降浊功能，是其中重要的环节之一。

脾胃为后天之本，"胃气强，则五脏俱盛，胃气弱，则五脏俱衰"（《医门法律》），"人之胃气受伤，则虚证蜂起"（《明医杂著》）。郭教授认为脾胃之气的强弱不仅决定着机体的强盛与虚弱，更关系到疾病的转归与预后，尤其对于危重病的患者，病情危笃，朝不保夕，此时若有胃气，或可给生命带来一息生机，因此，对于危重症者，必先补其虚，理其脾，增其饮食，取"正盛可助祛邪"之意。在辨治过程中，她强调始终要注意患者脾胃的功能，观察饮食、二便的状况，处方用药时不但勿伤脾胃，还需健运脾胃，顾护脾胃，务使脾胃气旺，气血生化有源以充养机体，如此则有助于重病减轻、危症转安。

此外，郭教授还认为，在推测危重病的转归预后时，应以胃气的盛衰存亡作为判断病情顺逆的标准，这从患者的饮食及脉象两个方面更能体现出来。对于危重病症，若"浆粥入胃，泄注止，则虚者活"（《素问·玉机真脏论》），即患者能进水粥食物则胃气尚存，气血化源不竭，病或向愈；但若"水浆不入，不知人，三日死"（《素问·热论》），即患者不能进水粥食物则胃气衰竭，气血生化无源，脏腑经脉失养，病多垂危，故张锡纯在《医学衷中参西录》中说："无论何病，凡服药后饮食渐增者易治，饮食渐减者难治。"同时，所呈现脉象的有无胃气也是推测危重病预后的重要参考依据。如《素问·平人气象论》载"人以水谷为本，故人绝水谷则死，脉无胃气亦死"；张景岳亦云"欲察病之进退吉凶者，但当以胃气为主"（《景岳全书·脉神章·胃气解》）。

病案：刘某，女，40 岁。2012 年 12 月 2 日初诊。

患者自述两年前因胃癌在郑州某医院行胃 2/3 切除术，术后行化疗 6 周期并行 CIK 细胞治疗 2 周期。1 个月前出现吞咽困难，间断呕吐，不能进食，胃镜检查提示食管胃吻合口狭窄，行支架置入术后，可进少量流食。现症见：吞咽不利，仅可进少量流食，消化差，呕吐咖啡色液体，神疲乏力，多汗，面色苍白，双足浮肿，便秘，大便 9 ～ 10 日 1 次，小便正常。舌淡暗，苔薄白，脉沉细。查血常规：Hb（血红蛋白）80g/L，WBC（白细胞）3.6×10^9/L。肝功能化验（2012 年 12

月 20 日）：总蛋白 60g/L，白蛋白 26g/L，余项正常。

中医诊断：噎膈（正虚瘀结证）。

治法：健脾和胃，化瘀消积。

处方：太子参 15g，黄芪 15g，茯苓 15g，生白术 15g，枳实 15g，五灵脂 9g，蒲黄 9g，浮小麦 30g，炒麦芽 30g，神曲 10g，鸡内金 10g，炒牵牛子 3g，炒决明子 20g，炒莱菔子 30g，砂仁 8g（另包，后下），姜半夏 8g。7 剂，水煎服。

二诊：2012 年 12 月 9 日。精神好转，乏力及多汗明显改善，人扶可下地行走，食欲增加，吞咽不利及呕吐减轻，呕吐物为白色黏液，大便 2 日 1 行，黄软便，仍面色苍白，双足浮肿，舌脉同前。上方加泽泻 10g，生薏苡仁 30g，苦参 15g，杏仁 10g。7 剂，水煎服。

三诊：2012 年 12 月 16 日。上症明显好转，体力增强，患者可自行缓慢行走，进食已增，日可进馒头 20～30g，呕吐已止，双足浮肿及多汗减轻，昨日再次便秘，大便不易排出。舌脉同前。上方黄芪减量至 10g，加肉苁蓉 15g。7 剂，水煎服。

四诊：2012 年 12 月 23 日。院外输人血白蛋白注射液后足肿已退，饮食增加，日可进面条、馒头等，乏力减轻，饭后口干，大便 1 周 2 次，面色仍苍白。2012 年 12 月 20 日肝功化验：白蛋白 26g/L。舌脉同前。上方加天花粉 15g，生山药 30g，菟丝子 30g。7 剂，水煎服。

五诊：2012 年 12 月 30 日。精神好，乏力减轻，出汗症状已缓解，食欲明显增加，大便 1 周 2 次，不干。舌脉同前。上方黄芪加至 15g。7 剂，水煎服。

按语： 本案手术及化疗后戕伐正气，重伤脾胃，脾失健运，湿浊内生，阻滞气机，血行不畅，脉络壅塞，痰浊与气血搏结于食道而致本证，治当以健脾益气开胃为主，化痰活瘀消积为辅，标本兼治。方中黄芪、太子参、茯苓、生白术、姜半夏、砂仁益气健脾和胃，燥湿化痰止呕；生白术与枳实等量，健脾消痞，补消并用；合炒麦芽、神曲、鸡内金、炒莱菔子、牵牛子为枳术消食方加味以助健运脾胃，消积化滞；浮小麦益气止汗；五灵脂、蒲黄为失笑散，以活血祛瘀止血；炒决明子润肠通便。全方配伍，标本同治，攻补兼施，但以扶正补虚培本为主。

郭教授治疗重症患者十分注重顾护脾胃的功能，遵"有胃气则生，无胃气则亡"之旨，立足健脾扶正培本，取"脾旺不受邪""治脾胃即所以安五脏"之义，而不是一见肿瘤疾患即予清热解毒、活血软坚等克伐之品，使"胃气败绝，正气不复，转为危症"。

十、杂症纷呈，归终其平

郭教授在临床诊治疾病、处方施药中，时刻着眼于维护调整人体功能的平衡状态，将临床疾病中所出现寒热虚实、错综复杂病机所引起的诸多杂症，以归终其平为准绳。

《灵枢·终始》载："平人者不病。"《素问·平人气象论》曰："黄帝问曰：平人何如？岐伯对曰：人一呼脉再动，一吸脉亦再动，呼吸定息，脉五动，闰以太息，命曰平人。平人者，不病人。"又说："形肉血气必相称也，是谓常人。"丹波元简云："阴阳匀平，以充其形，九候若一，命曰平人。"吴崑注《灵枢·终始》说："平人，气血平调之人。"纵观《内经》及前人对平人的定义可概括为四点：一说平人者不病；二说平人者形肉血气相称；三说平人者阴阳匀平，九候若一；四说气血平调。总之，平人是指阴阳平衡，气血平调，脉象和缓，健康无病的正常人。

《灵枢·本脏》又载："是故血和则经脉流行，营复阴阳，筋骨劲强，关节清利矣。卫气和则分肉解利，皮肤调柔，腠理致密矣。志意和则精神专直，魂魄不散，悔怒不起，五脏不受邪矣。寒温和则六腑化谷，风痹不作，经脉通利，肢节得安矣。此人之常平也。"所谓常平，是指人体正常的生理状态，这种正常的生理状态又是建立在人体血和、卫气和、志意和及寒温和的基础之上，人方无病。

而人体之所以为病，则是由多种因素，诸如外感六淫、内伤七情、劳逸、饮食等因素伤及人体，致使人体的阴阳、五行、脏腑、经络、气血等功能失调、逆乱与虚损，影响人体正常的生理功能所致，正如《素问·阴阳应象大论》载："阳虚则外寒，阴虚则内热，阴盛则阳病，阳盛则阴病，阳盛则热，阴盛则寒。"在五行及脏腑之间的生克乘侮上，有肝气乘脾、子盗母气、木火刑金、土不生金等诸多病机；在气血关系上，有气滞血瘀、气虚血瘀、气随血脱、血不载气等，以及脏腑功能失常所致的多种病机变化，如脾虚失运，水湿过盛引起的泄泻，肝火上扰清窍引起的头痛、眩晕，心肾不交引起的失眠、心悸，肾阳衰微致生的水肿、癃闭；在外邪致病上，火邪上炎而致的咽喉肿痛，风寒袭肺引起的感冒、咳喘等。

因此，治疗当遵《素问·至真要大论》所载"谨察阴阳所在而调之，以平为期，正者正治，反者反治""皆随胜气，安其屈伏，无问其数，以平为期"，以及《素问·三部九候论》所载"必先去其血脉而后调之，无问其病，以平为期"之法。《内经》提出"以平为期"的治疗理念，把"太过""不及"作为诊治疾病纲要，并制定了"虚则补之，实则泻之，不虚不实以经取之"及"温者清之，清者温之，散者收之，抑者散之，燥者润之，急者缓之，坚者耎之，脆者坚之，衰者补之，强者泻之，各安其气，必清必静，则病气衰去，归其所宗，此治之大体也"等种种不同的治疗方法，但无论或补或泻、或寒或热、或缓或急等，目的就是通过"以平为期"的各种治疗方法，使人体各种功能失调、逆乱与虚损所出现的"病症纷呈状态，归之于平"。

郭教授在调整机体种种失衡的状态中，非常注重在用药中对于"度"的把握，避免用量太过的弊端。对此，《内经》早就提出了"气增而久，夭之由也"的观点，认为一种治法不宜应用时间太久，致使病机转化为另一面。例如过汗则伤阳耗津、过下则伤中损液、过温则伤阴、过寒则伤阳等，体现了"中病即止，勿过其度"的平衡思想。同时，在调整"不平衡的状态"时，中医还非常讲究食疗，认为"三分治疗七分养"，即《素问·五常政大论》所载："大毒治病，十去其六；常毒治病，十去其七；小毒治病，十去其八；无毒治病，十去其九。谷肉果菜，食养尽之，无使过之，伤其正也。"必要时给人体一个自然恢复的时机，采取"无代化，无违时，必养必和，待其来复"的方法，避免妄用药物，过伤正气，以达到通过自身调养而愈病的效果，这在临床一些疾病的治疗中亦十分必要。

若使机体"归之于平"，最终要落实到方剂的配伍运用中，在辨证用药时详察病因、病机、病位、症状、舌苔脉象及病变脏腑所在等环节，明辨其表里寒热虚实、盛衰强弱的不平之处，虚者补之，实者泻之，寒者热之，热者寒之，培其不足，泻其有余而调治之；尤其在治疗寒热虚实错综之复杂病机并见的疾病时，每处一方，必审视其攻伐与扶正、寒凉与温热药物之间的药量把握，以冀达到祛邪而不伤正、扶正而不留邪、清热而不损阳伤胃、温阳而不化燥伤阴的治疗目的，使机体功能恢复其平衡协调的正常状态，而使病愈。

总之，治疗疾病最终的目的是外邪得以蠲除，阴阳得以平衡，五行运行归序，气血运行和畅，脏腑功能复常，使诸种因素所致人体的诸种功能逆乱、虚损而致的繁杂病症，归终其平而愈病。

第三章　临证精粹

第一节　胃痛

一、概述

胃痛又称胃脘痛，是以上腹胃脘部近心窝处疼痛为主症的病证，亦是脾胃病中最常见的疾病，常见于西医学的急性胃炎、慢性胃炎、胃溃疡、十二指肠溃疡、功能性消化不良、胃黏膜脱垂等病以上腹部疼痛为主症者。在辨证分型中，中医教材虽然分为寒邪客胃证、饮食伤胃证、肝气犯胃证、湿热中阻证、瘀血停胃证、胃阴亏耗证、脾胃虚寒证七大证型，但郭教授在临床所见的慢性胃痛中以单一证型发病者尚少，更多的则是其中三三两两的证型同时出现，仅表现为主次之不同，如脾胃虚寒兼有气滞、血瘀、食积者，或肝气犯胃兼有脾虚、食积者等多种证型相兼出现，因此，需要同时治疗。

在临床治疗胃痛的个案中，郭教授重视中医辨证与西医辨病相结合、宏观辨证与微观辨证相结合、辨证论治与专方专药相结合、中药内服与外治疗法相结合等。

根据脏腑间生克乘侮的病机关系，郭教授学习应用国医大师李振华教授的学术思想，治疗慢性胃病，"脾胃不可单治一方""治脾胃必须紧密联系肝脏"及"脾胃肝三脏腑动态辨治的经验方法"。

郭教授重视"久病入络"，善从瘀治，并提出了"从一症三望辨有形之瘀"和"从无形之症辨无形之瘀"的辨瘀方法治疗本病;同时,将"治脾六宜"和"顾护脾胃、勿伤脾胃"等的观点运用到治疗中。

在方药的应用上,郭教授依据患者的病机核心侧重点,辨证施方选药,常用的经方有黄芪建中汤、芍药甘草汤、半夏泻心汤等,常用的时方为香砂六君子汤、六君子汤、失笑散、丹参饮、金铃子散、百合乌药汤、血府逐瘀汤,以及民间单方乌贝散、瓦甘散,还有自身的经验方药如"补虚黑白汤"等。上述方药或单一方剂独用,但更多的则是经方与时方联用,尤善以张仲景的枳术汤与张元素的枳术丸为组方中的引领药物加味组成"枳术汤方"治疗本病。

郭教授在中医辨证的同时,亦不忽略借助现代仪器的检查明确临床的西医诊断,以便对疾病的预后有更为明了的判断,从而制定更为适宜的方案,以避免因某些疾病需要特殊治疗而延误救治时机。如临证中电子胃镜可用于急、慢性胃炎,胃、十二指肠溃疡病等病的诊断,并可通过病检与胃癌相鉴别;上消化道钡餐造影可用于胃下垂及胃形态等方面的检查;幽门螺杆菌(HP)检测可查是否为 HP 感染;胆红素、转氨酶、淀粉酶化验、B 超、CT 等检查可与肝脏、胆囊、胰腺疾病进行鉴别诊断;腹部透视可诊查有无肠梗阻、穿孔;血常规检查有助于部分患者阑尾炎早期出现的上腹部疼痛的诊断;心肌酶谱、心电图检查、CT 的冠脉成像可与冠心病、心绞痛、心肌梗死进行鉴别等。中医辨证论治施用得当,西医诊断明了于心,从而确立最为适宜的治疗方案。

二、典型医案

案 1 李某，男，58 岁。2012 年 8 月 5 日初诊。

主诉：胃痛不适 5 月余。

现病史：患者 5 个月前无明显原因出现胃痛，按压时疼痛减轻，伴乏力等症，曾口服奥美拉唑胶囊、复方胃友等药效果不佳。现在症：胃痛喜按，饥饿时尤甚，乏力明显，时有汗出，无烧心、吐酸，纳食可，夜寐欠佳，大小便基本正常。舌质淡，苔薄白，脉细弱。胃镜检查结果提示：胃溃疡。

既往史：慢性浅表性胃炎病史 10 余年；高血压病史 20 年余，现服用硝苯地平控释片，血压控制正常。

中医诊断：胃痛（气血两虚证）。西医诊断：胃溃疡。

处方：黑白补虚汤（郭教授经验方）加减。

熟地黄 20g，白术 20g，生山药 50g，黄芪 15g，党参 12g，茯苓 15g。3 剂，水煎服。

二诊：2012 年 8 月 8 日。饥饿时胃痛消失，乏力减轻，汗出减少，睡眠好转，纳食稍差。上方加炒麦芽 30g，神曲 10g，鸡内金 10g。10 剂，水煎服。

三诊：2012 年 8 月 19 日。胃痛消失。无乏力、汗出，纳食增加，睡眠可。上方继服 15 剂。

按语：患者久罹胃病，脾胃虚弱，胃腑失养而胃痛；因虚则喜按；气血生化乏源，形神失养而乏力；气虚卫外不固则时有汗出，胃不和则寐不安。方中生山药、白术、熟地黄健脾益气，养血补血是郭教授常用于治疗饥饿时胃痛之经验方法，因熟地黄色黑，白术、山药色白，故自拟名曰"黑白补虚汤"，临床应用多年，对治疗脾胃气血两虚证效果甚为显著；黄芪、党参、茯苓助山药、白术补益脾胃之气。二诊时胃痛消失，乏力、汗出情况均明显好转，因纳食稍差，加用炒麦芽、神曲、鸡内金消食助运，使气血生化有源。郭教授体会，本方在应用上与黄芪建中汤不同的是：两方虽同用于虚证的饥饿时胃痛，但补虚黑白汤补气养血，用于寒象不著的饥饿胃痛者，而黄芪建中汤温中健脾，用于喜温喜按的虚寒胃痛者。

案2 舒某，女，57岁。2013年4月3日初诊。

主诉：胃脘不适2年余，胃痛3天。

现病史：2年多来反复出现胃脘不适，泛酸、烧心，口服奥美拉唑等药可使病症消失，但每易反复发作。2012年3月胃镜检查结果提示：贲门糜烂、充血。3天前始发胃痛，再服奥美拉唑胶囊、铝碳酸镁咀嚼片等药不效而来诊。现胃痛剧烈，夜间11—12时明显，用热水袋温熨胃脘部后稍减轻，泛酸、嗳气频繁，偶感口干，无恶心干呕。纳眠欠佳，梦多耳鸣，大便稍溏，小便正常。舌质淡红，苔白腻，脉弦。

中医诊断：胃痛（脾胃虚弱，气滞血瘀证）。西医诊断：慢性浅表性胃炎。

处方：黄芪建中汤、丹参饮合瓦甘散加减。

生黄芪15g，桂枝6g，炒白芍25g，白术20g，丹参30g，檀香5g，砂仁5g，柿蒂12g，刀豆子20g，白及10g，海螵蛸15g，煅瓦楞子15g，炙甘草5g，生姜3片，大枣5枚引。7剂，水煎服。

二诊：2013 年 4 月 12 日。泛酸及口干消失，胃痛、嗳气减轻。舌质淡红，苔白，脉稍弦。上方继服 7 剂。

三诊：2013 年 4 月 20 日。胃痛消失，嗳气明显减少，受凉、饥饿时胃中觉痒、不适，耳鸣，梦多，纳可，大便正常，舌质稍暗，苔白，脉稍弦。上方去丹参、檀香、砂仁、煅瓦楞子，加炒山药 30g，茯苓 15g。7 剂，水煎服。

四诊：2013 年 4 月 28 日。胃痛、嗳气，胃中觉痒、不适等症悉除，纳可，大便正常，但觉耳鸣，梦多。舌质稍暗，苔白，脉稍弦。上方去柿蒂、刀豆子，加夜交藤 30g，合欢皮 20g，炒枣仁 15g，柏子仁 15g，远志 15g。7 剂，水煎服。

按语：本例胃痛热水袋温熨后缓解，大便稍溏为脾胃虚寒之象；胃痛剧烈，入夜尤甚，嗳气，镜下可见糜烂、充血为气滞血瘀之征。治以黄芪建中汤去饴糖（生黄芪、炒白芍、桂枝、炙甘草、生姜、大枣）合生白术、白及健脾益气，温中补虚，收敛生肌。其中，炒白芍加量有芍药甘草汤义以缓急止痛；丹参饮（丹参、檀香、砂仁）、刀豆子、柿蒂、海螵蛸、煅瓦楞子行气散瘀，降逆止酸。再诊时主症减轻，方药对证，故效不更方。三诊时主症已消，唯饥饿时不适，乃中气不足，故去丹参饮等药，加炒山药、茯苓以培补中气。四诊时胃部病症基本痊愈，唯有耳鸣梦多，故加夜交藤、炒枣仁、柏子仁、合欢皮安神定志、宁心解郁以善后。

本案的治疗：①以经方、时方与民间验方相结合，各取其方药作用靶点的方法治疗，如黄芪建中汤等药温中补虚、缓急止痛，丹参饮等药活瘀行气止痛，瓦甘散等药中和胃酸。②以中医辨证与胃镜下微观辨病相结合的方法，针对胃黏膜糜烂、充血,选用白及收敛止血以保护糜烂面。③因有形之瘀与无形之瘀并见而选用以活瘀行气而不峻猛为特点的丹参饮治疗。

案3 王某,女,52岁。2018年6月6日初诊。

主诉:胃痛4年余。

现病史:患者4年前因口服心血管药物引起胃痛,发作时胃胀痛,间断口服中、西药治疗,效果一般,症状反复发作。2年前胃镜检查提示:慢性萎缩性胃炎伴糜烂。病理:肠上皮化生、不典型增生。现胃脘隐痛,空腹饥饿、劳累后疼痛加重,餐后、得温后痛减,无胃胀,腹痛,矢气、大便后疼痛减轻,纳差,乏力,眠可,便溏,夹有不消化食物。舌质淡,舌体胖大,苔薄白,脉沉弱。

中医诊断:胃痛(脾胃虚寒证)。西医诊断:慢性萎缩性胃炎伴糜烂、肠化、不典型增生。

处方:黄芪建中汤加减。

黄芪10g,炒白芍15g,桂枝5g,太子参15g,生山药30g,菟丝子30g,灵芝20g,芡实10g,诃子肉10g,炒麦芽30g,鸡内金10g,神曲15g,三棱8g,莪术8g。28剂,水煎服。告诫患者慎饮食等生活宜忌。

二诊:2018年7月13日。胃痛、乏力消失,腹痛明显减轻,纳食已正常,餐后及活动后时有腹胀,眠可,大便已成形,小便调。舌质淡,舌体胖大,苔薄白,脉沉弱。效不更方,守原方28剂,水煎服。

三诊:2018年8月14日。胃痛、乏力消失,腹痛明显减轻,纳食已正常,餐后及活动后时有腹胀,眠可,大便已成形，小便调。舌质淡，舌体胖大，苔薄白，脉沉弱。继守上方 28 剂，水煎服。

四诊：2018 年 9 月 14 日。诸症皆失，以上方稍事加减治疗半年余，胃镜复查：萎缩性胃炎及肠化、不典型增生消失。

按语：患者因服药损伤脾胃，经年迁延，致使中阳不足，胃失温养，纳化失常，以致胃脘隐痛，空腹饥饿、劳累后痛甚，餐后、得温后痛减，纳差，乏力，便溏，夹有不消化食物等本虚标实、虚实夹杂。治以黄芪建中汤为主温中补虚，仲景言："虚劳里急，诸不足，黄芪建中汤主之。"黄芪甘温，以温中补虚；桂枝辛温，以温补中阳，白芍柔润，以缓急止痛；太子参、山药甘平，平补脾胃；菟丝子补阳益阴、健脾止泻，《神农本草》谓其补不足、益气力，《名医别录》谓其主养肌；灵芝调补五脏，为固本扶正之药，古人称之为"仙草""瑞草"，《神农本草》谓其主养命以应先天、无毒、久服不伤人；芡实、诃子肉健脾祛湿，涩肠止泻；麦芽、神曲、鸡内金消食化滞，以和降胃腑；三棱、莪术行气活血，以和胃消积。如此以温中、益气、化瘀三法为主，使中土得健、胃腑得养，而胃萎缩诸疾渐愈。

案 4 卢某，女，14 岁。2019 年 9 月 1 日初诊。

主诉：胃痛、腹痛时作 2 年余。

现病史：患者开始上学即住校，经常饮食失宜、饥饱失调，2 年前因进凉食后出现胃痛、时或腹痛，其间多次治疗，服药缓解，但仍多次发作。现在症：近几日因凉食致胃痛，时有反酸、烧心，大便干，1～3 天 1 次。舌质淡，苔薄白，脉象正常。

中医诊断：胃痛（脾胃虚寒证）。西医诊断：慢性胃炎？

处方：黄芪建中汤加减。

黄芪10g，桂枝6g，炒白芍10g，生白术20g，枳壳18g，厚朴15g，海螵蛸15g，炒决明子20g，炒莱菔子30g，炙甘草6g，生姜3g，大枣10g。11剂，颗粒剂冲服。

二诊：2019年9月15日服药后胃痛即止，时反酸、烧心消失，大便已软、日1次。舌脉如上。上方加浙贝母10g，继服10剂颗粒剂。后家人告知，患者注意饮食后，胃痛等症未再复发。

案5　卢某，男，11岁。2019年9月1日初诊。

主诉：胃脘、腹痛时常发作1年余。

现病史：患童小学一年级即住校上学，饮食不节，寒温失宜，1年前出现或胃部或腹部疼痛，呈走窜性，怕凉、喜揉按。现在症：脘腹部游走性疼痛，受凉后发作频繁，纳差，便干，2～3天1次。舌质淡红，苔稍厚，脉象基本正常。

中医诊断：胃痛；腹痛（脾胃虚寒证）。西医诊断：功能性胃肠病？

处方：黄芪建中汤、枳术消食方合金铃子散加减。

黄芪10g，桂枝6g，炒白芍10g，生白术20g，枳壳18g，乌药10g，延胡索10g，川楝子10g，炒麦芽30g，神曲10g，鸡内金9g，炒决明子10g，炙甘草6g，生姜3g，大枣10g。14剂，颗粒剂冲服。

二诊：2019年9月15日。脘腹痛消失，食欲大增，自述饮食是姐姐的两倍，大便已不干。上方继服10剂巩固疗效。

按语：案4、案5为姐弟二人，均入学即寄宿学校，以饮食不节、寒温失宜等为病因，同以胃部怕凉或食凉后发作为共性，治疗均以黄芪建中汤去饴糖（黄芪、桂枝、炒白芍、炙甘草、生姜、大枣）加减治疗。案4姐姐尚有反酸、烧心、便干之症，故合生白术、枳壳、厚朴、海螵蛸、炒决明子、炒莱菔子以健脾行气、润肠通便、中和胃酸。案5弟弟脘腹部时有游走性疼痛，纳差，便干，故合用生白术、枳壳、乌药、延胡索、川楝子、炒麦芽、神曲、鸡内金、炒决明子，合枳术方、金铃子散与消食润肠药物治之，二人均服之即效。

黄芪建中汤出自《金匮要略·血痹虚劳病脉证并治》："虚劳里急，诸不足，黄芪建中汤主之。"《中医内科学》教材亦将其列为治疗胃痛虚寒证之主方。郭教授以此方治疗本证，体会有立竿见影之效。她首次用黄芪建中汤的案例为一年轻患者，面色萎黄，形体消瘦，神疲气弱，每于受凉与饥饿时胃脘隐痛，绵绵不休，尤其于饥饿时自述有如狼掏样的难受感，纳差食少，服用黄芪建中汤加味，1剂后狼掏样感觉消失，3剂后胃脘隐痛亦消，故经方的应用若掌握好关键的病症要点，常可应手取效。

案6 程某，男，38岁。2020年10月7日初诊。

主诉：胃痛3年余。

现病史：有胃痛史3年，因饮酒伤胃引起反酸、烧心，服奥美拉唑肠溶胶囊、莫沙必利片等药，服药时反酸、烧心可控制，但停药则复发，自服中药后出现胃脘部隐痛，曾做胃镜检查提示十二指肠球炎、慢性胃炎。现胃脘部隐隐作痛，畏寒怕凉，伴有反酸、烧心，腹痛、肠鸣腹泻，便中有少量黏液，大便日4～5次，不能吃肉类及稍硬食物（如米饭、馒头等）。2020年5月20日胃镜检查示：慢性食管炎，隆起糜烂性胃炎。舌质淡，苔稍白腻，脉细弱。

中医诊断：胃痛（脾胃虚寒证）。西医诊断：慢性食管炎；隆起糜烂性胃炎；慢性肠炎？肠易激综合征？

处方：黄芪建中汤合痛泻要方。

黄芪15g，桂枝10g，炒白芍15g，炙甘草3g，防风10g，炒白术15g，陈皮10g，白及8g，仙鹤草20g，蒲黄10g，生姜3片，大枣5枚。14剂，水煎服。

二诊：2020年10月28日。胃隐痛明显改善，饮食正常时已不疼痛，反酸、烧心及胃怕凉减轻，大便成形，日2～3次，便中黏液消失。舌质淡红，苔薄白，脉稍细弱。

处方：黄芪15g，桂枝10g，炒白芍15g，炙甘草3g，浙贝母15g，海螵蛸20g，煅瓦楞子15g，白及8g，仙鹤草20g，蒲黄10g，生姜3片，大枣5枚引。14剂，水煎服。

三诊：2020年12月11日。胃脘隐痛消失，已无反酸、烧心，纳食可（可食米饭、馒头及适量的肉食），夜寐时有不宁，余无不适。

处方：黄芪15g，桂枝10g，炒白芍15g，茯苓18g，姜半夏6g，陈皮10g，仙鹤草20g，蒲黄10g，浙贝母15g，海螵蛸20g，煅瓦楞子15g，首乌藤30g，茯神15g，炙甘草3g，生姜3片，大枣5枚引。20剂，巩固治疗。

按语：患者胃痛已久，复因饮酒等不良嗜好致脾胃虚弱，损及中焦阳气以致脾胃虚寒，胃失温养，引发胃痛；脾虚日久土虚木乘，肝脾不和，则肠鸣腹痛，大便泄泻；舌质淡，苔稍白腻，脉细弱，为脾胃虚弱之象。本病以脾胃虚寒、肝脾不和为病机要点，治疗当以温中健脾、缓急止痛、抑肝扶脾为主，以黄芪建中汤合痛泻要方加减。方中黄芪补气升阳、建中补虚；桂枝温经通脉；芍药滋阴柔肝止痛；辅以大枣补益气血，生姜温中散寒。全方缓急止痛、甘温建中，使脾胃虚寒得除。痛泻要方出自《丹溪心法》，为和解剂，具有补脾柔肝、祛湿止泻之功效。方中炒白芍补肝阴、调肝气，缓肝急；陈皮醒脾理气；防风散肝舒脾；炙甘草调和诸药。经方与时方联用，胃肠同治而获效。

案7 杨某，女，56岁。2018年6月4日初诊。

主诉：胃隐痛2个月，乏力1月余。

现病史：今年4月因食坚硬之食物出现胃隐痛、胃出血及便血等症。2018年4月18日胃镜检查示：慢性食管炎；慢性浅表性胃炎；十二指肠球部溃疡。入院输血及对症治疗，后出血止，病情好转而出院。现时感胃隐痛，怕凉，喜热饮，双下肢困乏、无力行走，周身困倦不欲动，动则心慌气短，口中异味，口稍干，夜间耳鸣，腰酸腿困，时有矢气肠鸣，夜溺4～5次，大便干、日1行。舌质淡，苔少，脉细弱。

既往史：1987年因胃出血住院诊断为十二指肠溃疡、胆囊结石。

中医诊断：胃痛（脾胃虚寒证）；虚劳（气血亏虚证）。西医诊断：①慢性食管炎；②慢性浅表性胃炎；③十二指肠球部溃疡。

处方：黄芪建中汤、四君子汤合失笑散加减。

黄芪15g，桂枝5g，炒白芍15g，党参15g，茯苓15g，白术20g，山药30g，菟丝子30g，灵芝20g，五灵脂8g，蒲黄 8g，香附 15g，炙甘草 5g，生姜 3 片，大枣 5 枚引。14 剂，水煎服。

二诊：2018 年 6 月 18 日。药后胃隐痛消失，乏力稍减轻，行走时下肢困重稍得改善，口中异味，口干口苦，唇周脱皮，偶有胃酸，眠差，醒后入睡困难，纳可，大便稍干、日 1～2 次，夜溺 3～4 次。舌质淡，苔少，脉细弱。

处方：黄芪 15g，当归 15g，金钱草 30g，郁金 15g，香附 20g，乌药 15g，鸡内金 12g，麸炒枳壳 12g，生白术 20g，茯苓 20g，山药 30g，菟丝子 30g，灵芝 20g。20 剂，水煎服。

三诊：2018 年 7 月 9 日：服上方下肢困重减轻，时感乏力，口中异味、口苦、睡眠均有好转，纳可，夜溺 1～2 次。舌质淡，苔薄白，脉稍细弱。守上方 28 剂，水煎服。

四诊：2018 年 8 月 8 日：下肢困重消失，时感乏力，口中异味、口苦、睡眠均有好转，纳眠可，夜溺 1～2 次。舌质淡，苔薄白，脉稍细弱。守上方 28 剂，水煎服。

五诊：2018 年 9 月 7 日。乏力消失，自述现每天可走一万余步。口中异味、口苦、牙痛、胃酸、胃胀等症悉除，基本痊愈。

按语：本病以胃隐痛、乏力身困、动则心慌、气短为主症，故当属"胃痛""虚劳"范畴。患者素有胃疾，脾胃素亏，气血生化乏源，出血后气随血脱，机体失养而致虚劳。治当温中健脾、补血养血为主。方中以经方黄芪建中汤去饴糖（黄芪、桂枝、炒白芍、炙甘草、生姜、大枣）温中健脾、和里缓急，合时方四君子汤（党参、茯苓、白术、炙甘草）以补脾益气，复中焦生化之机；五灵脂、蒲黄为时方失笑散，化瘀止血以治胃痛；菟丝子、灵芝培补先天肾气，资助后天脾气，生山药平补气阴，健脾益胃；香附疏肝以助脾运。患者首诊胃隐痛即止，乏力已见初效，当继以益气生血为主，故再诊以黄芪、当归取东垣当归补血汤之义以益气生血，黄芪量小是虑其补而壅滞之弊；白术、茯苓皆为补气之品，温平而不燥，可增补气之功；白术、麸炒枳壳同用，乃仲景枳术汤之义，白术健运脾气，枳壳和降胃气（未用枳实者，是虑患者体质亏虚），二药斡旋中焦，健脾消痞；鸡内金化食消积，金钱草、香附、郁金、乌药疏肝理气，利胆以助消石。全方补行结合、气血同调，如此使脾胃健运，气血充盈，输布周流，则胃痛、虚劳等证渐愈。

案8 赵某，男，72岁。2014年3月27日初诊。

主诉：胃痛时作10年余。

现病史：10年前即患胃痛，春节前因饮食不调而引发胃胀痛，夜间加重，右胁阵发性疼痛，口干苦，纳差，无反酸、烧心。舌质暗红，苔黄薄腻，脉弦。彩超检查结果示：胆囊结石（9mm×5mm）。胃镜检查结果示：慢性食管炎；糜烂性胃炎；十二指肠球炎。HP（+）。

既往史：有胆结石病史；1997年11月行直肠癌切除术。

中医诊断：胃痛（胆胃郁热，气血瘀滞证）。西医诊断：慢性食管炎；糜烂性胃炎；十二指肠球炎；胆结石、直肠癌术后。

处方：金钱草20g，鸡骨草15g，郁金15g，香附15g，生白术20g，枳壳15g，茯苓15g，炒麦芽30g，神曲10g，鸡内金15g，五灵脂9g，蒲黄9g，延胡索15g，川楝子9g，天花粉 15g，玉竹 15g。14 剂，水煎服。

二诊：2014 年 4 月 10 日。胃胀痛、口干苦等症有所减轻，舌脉同前。

处方：金钱草 30g，鸡骨草 15g，黄芩 15g，知母 15g，生白术 20g，枳壳 15g，木香 15g，乌药 15g，郁金 15g，香附 20g，鸡内金 30g，五灵脂 9g，蒲黄 9g，天花粉 15g，玉竹 15g。14 剂，水煎服。

三诊：2014 年 4 月 25 日。诸症消失，上方郁金加量至 20g，香附加量至 30g。15 剂，水煎服。

四诊：2014 年 5 月 11 日。近半个月来胃胀痛未作，口干苦、苔腻消失。上方去黄芩。14 剂，水煎服。

五诊：2014 年 5 月 25 日。饭后半小时偶有胃隐痛，余无明显不适。上方金钱草加至 50g，加海金沙 30g。14 剂，水煎服。

六诊：2014 年 6 月 9 日。诸症消失。6 月 6 日复查彩超结果示：胆结石 7mm × 5mm。

处方：金钱草 50g，鸡骨草 15g，海金沙 30g，生白术 20g，枳壳 15g，木香 15g，乌药 15g，郁金 20g，香附 30g，鸡内金 30g，五灵脂 9g，蒲黄 9g。7 剂，水煎服。

七诊：2014 年 6 月 19 日。自述前日突然右胁部放射至后背剧痛，约 1 小时后缓解，复查彩超结果示：结石消失。现无不适感。

按语：本案雁患胃痛 10 年余，脾胃受损，纳运不健，胃气壅滞，胃络不畅而致胃胀痛、纳差；胃气壅滞，影响肝之疏泄，土壅木郁；日久由气入血，胁络阻塞，且肝郁化热，湿热蕴结，肝胆疏泄失常，胆汁淤积，久之结为砂石以致阵发性胁痛；湿热上熏，迫灼津液，故口干苦；舌脉皆肝郁湿热之象。治以金钱草、鸡骨草、郁金、鸡内金清利肝胆湿热，化石排石；生白术、茯苓健脾利湿；枳壳、香附、炒麦芽、神曲、鸡内金疏理肝胃之气，消食和中；五灵脂、蒲黄、延胡索、川楝子为时方失笑散与金铃子散，以活血止痛、疏肝清热；天花粉、玉竹生津益胃，共为清肝利胆、健脾消食、化石生津之剂。因肝胆疏泄畅利有助于结石的排出，故二诊方始加用木香、乌药，并加重香附用量辛散行气以利排石，鸡内金加量以加强化石之力。五诊方始重用金钱草、加用海金沙增清利排石之功。服药近3个月，使肝胆疏利，气机得畅，脾胃得健而结石排出，诸症尽失。

本案不但谨守中医的辨证论治，也着眼西医的相关检查以辨病治疗。根据彩超检查提示胆囊结石的结果，依患者服药后的症状持续加大利胆药物的剂量，促使结石排出，体现了中医辨证与西医辨病相结合；同时，依胃黏膜糜烂的表现状态，以整体辨证论治与胃黏膜相辨病相结合，取失笑散活瘀而不致出血、止血且不留瘀，以治疗胃黏膜局部糜烂。

案9 张某，男，45岁。2018年10月16日初诊。

主诉：反复胃痛9年余，复发3个月。

现病史：自述既往因工作繁忙、饮食失宜而罹病。2010年曾做胃镜示：慢性糜烂性胃炎。经服奥美拉唑胶囊、莫沙必利片等药可得缓解，但饮食稍有不慎、每食稍多或稍食生冷即发胃痛，近3年来渐感胀重于痛，伴有纳差不思食，时常乏力，在当地治疗效果不佳。现症见：胃隐痛撑胀，胀甚于痛，但望之未见明显的胀满体征，纳少不思食，食后胀甚，口干稍渴，体倦乏力，面色萎黄，形体消瘦，二便正常。舌质稍暗淡，苔薄白，脉细无力。

胃镜示：胃窦四壁可见点、片状充血、水肿；黏膜红白相间，以白为主，并有暗红色树枝状血管显露。病理诊断：（胃窦）慢性萎缩性胃炎伴肠上皮化生。

中医诊断：胃痛（气阴两虚，气滞血瘀证）。西医诊断：慢性萎缩性胃炎伴肠上皮化生。

处方：太子参 15g，生山药 30g，生白术 20g，枳实 15g，天花粉 15g，玉竹 15g，蒲黄 9g，五灵脂 9g，丹参 30g，砂仁 5g，檀香 5g，厚朴 15g，炒麦芽 30g，神曲 10g，鸡内金 10g。14 剂，水煎服，日 1 剂。

二诊：2018 年 11 月 2 日。服后胃脘隐痛已缓解，饮食量稍有增加，胃胀亦明显减轻，守一诊方加三棱 10g，莪术 10g，皂角刺 8g，以增活血化瘀之功。30 剂，水煎服，日 1 剂。

三诊：2018 年 12 月 4 日。饮食增加，诸症消失，舌质稍暗淡，苔薄白，脉稍无力。守二诊方去神曲。30 剂，水煎服，日 1 剂。

四诊：2019 年 1 月 5 日。患者无明显不适，纳食可，体重增加约 2kg。

处方：太子参 15g，生山药 30g，生白术 20g，枳实 15g，天花粉 15g，蒲黄 9g，五灵脂 9g，丹参 30g，砂仁 5g，三棱 10g，莪术 10g，皂角刺 8g，鸡内金 10g。30 剂，水煎服，日 1 剂。

五诊：2019 年 2 月 15 日。患者因春节期间饮酒及凉食，复又引起胃胀痛，稍有泛酸，别无不适，纳食稍减。舌质稍暗淡，苔薄白，脉象基本正常。上方去太子参、天花粉、三棱、砂仁，加党参15g、白及10g。15剂，水煎服。

六诊：2019年3月4日。患者胃胀痛消失，纳食可。别无不适。舌脉象基本正常。3日后复查胃镜及胃黏膜病检示：慢性浅表性胃炎。

按语：郭教授认为此病例存在典型的瘀血证候。慢性萎缩性胃炎多由慢性浅表性胃炎反复不愈，日久发展而来，久病多虚且多瘀。患者纳差不思食，口干稍渴，体倦乏力，望之面色萎黄，形体消瘦为脾胃气阴亏虚之证；其胃隐痛撑胀，查体却未见明显的胀满体征，可视为无形之瘀，胃黏膜相胃窦四壁可见点、片状充血、水肿，黏膜红白相间，以白为主并见暗红色树枝状血管显露，则为有形之瘀象。病机为脾胃气阴亏虚，胃腑脉络瘀滞。治宜补益气阴、健脾和胃、行气活瘀为主。药以太子参、生山药、生白术平补脾气；天花粉、玉竹滋养胃阴；五灵脂、蒲黄、丹参、砂仁、檀香、厚朴、枳实、三棱、莪术、皂角刺活瘀行气止痛；炒麦芽、神曲、鸡内金健脾和胃消积。在此基础上，略事加减调整治疗半年，使脾胃功能复常，诸症悉除。

案10 张某，男，53岁。2014年5月12日初诊。

主诉：间断胃胀痛2年余，嗳气、反酸10天。

现病史：患者素常酒食，2年前始感胃胀痛，夜间加重，10天前复因辛辣食物致胃胀连及右胁不适，嗳气，反酸，时感心烦等症，纳差，口苦，二便正常。舌质稍暗红，苔黄，脉弦稍数。胃镜检查示：胃体、胃底黏膜充血水肿，可见10

余枚息肉样隆起，表面光滑，广基，边界清楚，色泽正常。病理示：符合胃底腺息肉。

中医诊断：胃痛（气滞血瘀，热盛络阻证）。西医诊断：慢性浅表性胃炎；胃息肉。

处方：金铃子散、枳术活瘀方合枳术止酸方加减。

延胡索15g，川楝子9g，炒白术20g，枳壳15g，三棱10g，莪术10g，皂角刺6g，海螵蛸15g，煅瓦楞子15g，浙贝母10g，连翘15g，蒲公英20g，炒麦芽10g，炒鸡内金10g，炙甘草5g。10剂，水煎服。

二诊：2014年5月23日。胃胀痛、反酸、嗳气均减轻，夜间已无不适，纳食量增加，仍感右胁不适，口苦。舌质稍暗红，苔薄黄，脉稍弦。上方去炙甘草，加金钱草20g、香附15g。14剂，水煎服。

三诊：2014年6月8日。右胁不适、口苦、反酸消失，胃胀痛、嗳气明显减轻。舌淡红，苔白，脉弦。上方去金钱草、煅瓦楞子、海螵蛸、浙贝母。14剂，水煎服。

四诊：2014年6月22日。自诉除时有胃胀痛外，别无不适。舌质稍暗红，苔薄白，脉稍弦。

处方：金铃子散合枳术活瘀方加减。

延胡索15g，川楝子9g，炒白术20g，枳壳15g，三棱10g，莪术10g，皂角刺6g，茯苓15g，生山药25g。

以此方适做调整，治疗3个月后，复查胃镜示息肉消失，诊断为慢性浅表性胃炎。

按语：患者以胃胀痛、入夜尤甚，右胁不适，嗳气，反酸，时感心烦，纳差，口苦等为主症，结合舌脉，辨证为气滞血瘀，热盛络阻证。处方先以金铃子散、枳术活瘀方合枳术止酸方加减，使反酸、嗳气、口苦等症相继消失，仅余偶有胃胀痛，继以金铃子散合枳术活瘀方加减继续调治，3个月后复查胃镜提示息肉消失。治疗息肉类疾病，郭教授常在辨证论治的基础上伍用醋三棱、醋莪术、皂角刺三药，取活血化瘀、软坚散结之效；对于反酸、烧心者，用枳壳、白术合乌贝散、瓦甘散等药组成枳术止酸方治疗；金铃子散用于由肝气犯胃之脘胁疼痛；连翘、蒲公英清热解毒、消肿散结；后方用茯苓、生山药是顾护中焦，健脾养胃，以防活瘀等攻伐之药戕伤中气。纵观全方，标本同治，消补共伍，祛邪而不伤正。

案 11 宋某，男，38 岁。2019 年 4 月 17 日初诊。

主诉：胃痛反复发作 10 年余，胃胀满半年。

现病史：自诉 10 余年前因感冒服安乃近片引起胃痛，服奥美拉唑肠溶胶囊后缓解，但此后稍因饮食不慎即出现胃痛。去年 11 月出现稍食即胀，于当月 15 日做胃镜示：慢性萎缩性胃炎、十二指肠球炎。病理切片示：（胃窦）慢性萎缩性胃炎。HP（＋）。曾服四联杀菌。现在症：稍食即胀，胀过即饥，偶有反酸、烧心，胃怕凉尤甚，稍食寒凉或受凉后易腹泻，大便不成形、日 2 次，小便可。舌质稍暗淡，苔稍厚，脉稍弦细。

既往史：钡餐造影示胃下垂 6 年余，胆囊炎 3 年余。

中医诊断：胃痞（脾虚气陷，胃滞血瘀证）。西医诊断：慢性萎缩性胃炎、十二指肠球炎；胃下垂。

处方：补中益气汤、枳术消食方合健脾活瘀方加减。

黄芪 15g，党参 15g，茯苓 20g，枳壳 30g，白术 30g，炒麦芽 30g，神曲 15g，鸡内金 15g，炒牵牛子 3g，升麻 9g，柴胡 9g，三棱 8g，莪术 8g，皂角刺 8g，厚朴 15g。14 剂，水煎服。

二诊：2019 年 5 月 3 日。现偶尔胃胀，无明显反酸、烧心，服药期间矢气多、味臭，口不干苦，稍食即胀，周身酸困，大便尚可。上方黄芪加至 25g。舌脉基本同上。10 剂，水煎服。

三诊：2019 年 5 月 14 日。胃胀减轻，易饥饿，周身酸困改善不明显，纳眠可，二便调，胃怕凉，不易上火，别无不适。上方加菟丝子 30g，灵芝 20g。14 剂，水煎服。

四诊：2019 年 5 月 29 日。饮凉水后出现病情反复，现胃胀，但易饥饿减轻，周身酸困基本消失，颈项部疼痛，二便调，胃怕凉。上方继服 14 剂，水煎服。

五诊：2019 年 6 月 17 日。胃胀减轻，纳食增加，饥饿感减轻，余无明显不适，无口干苦，二便调。患者自诉服上方尚可，要求上方继服。14 剂，水煎服。

六诊：2019 年 6 月 30 日。胃胀基本消失，纳食基本恢复病前状况，饥饿感明显减轻，自诉有颈椎病史，二便调。因患慢性萎缩性胃炎，仍以上方加减，继服 3 个月余。

七诊：2019 年 10 月 30 日。腹胀消失，无其余不适，要求巩固治疗。

处方：枳术活瘀方加减。

枳壳 30g，白术 30g，黄芪 12g，茯苓 20g，生山药 30g，三棱 6g，莪术 6g，皂角刺 6g，升麻 9g，木香 12g，炒麦芽 30g。28 剂，水煎服。

近期复查胃镜示：慢性萎缩性胃炎？病理切片示：（胃窦）黏膜慢性炎。现无不适感。

按语： 本案慢性萎缩性胃炎、胃下垂均为临床难治性疾病，非短时可收功。由于患者稍食即胀，胀过即饥，符合部分胃下垂的证候特点。因胃下垂，受纳无力，故稍食即胀；又因食量不足，受盛之府亏虚，故胀过即饥。本案针对二病的病机所在，取补中益气汤、枳术消食方合健脾活瘀方义加减。药以枳壳、白术促进脾胃的纳运；黄芪、党参、茯苓、升麻、柴胡助白术以健脾升清；厚朴协枳壳以顺降气机；三棱、莪术、皂角刺、炒麦芽、神曲、鸡内金、炒牵牛子活瘀消食。以此为基本原则，略事加减治疗，使诸症均失，萎缩性胃炎获愈。

治疗胃下垂，郭教授常以枳术汤方与补中益气汤联用，至于白术、枳壳、黄芪等主药的具体用量当以患者的病情、体质及其对药物的耐受程度等酌定，并非多多益善。

治疗慢性萎缩性胃炎，郭教授根据本病在临床上的病机演化结合胃黏膜相的征象，采用健脾活瘀方治疗常获佳效。

案12 郑某，男，36岁。2020年6月15日初诊。

主诉：进食辛辣食物后脘腹痛4年。

现病史：患者自述常年在外打工，因经常进食辛辣食物后引起脘腹部疼痛。2019年曾做胃镜提示：慢性糜烂性胃炎，十二指肠球部溃疡。肠镜提示：慢性直肠炎。经服中药症状基本消失，但每食辛辣食物即可复发。近半年胃痛、腹痛又作，肠鸣终日不休，尤在食水果后加重，大便溏薄、日2次，腹部畏寒怕凉。今年复查胃镜提示：慢性浅表性胃炎。肠镜提示：慢性结肠炎，慢性直肠炎。舌质淡，苔薄白，脉弦细。

中医诊断：胃痛；腹痛（阳虚血瘀证）。西医诊断：慢性糜烂性胃炎；慢性结肠炎；慢性直肠炎。

处方：蒲黄 15g，五灵脂 10g，炒白术 20g，炒白芍 15g，防风 10g，陈皮 12g，炒山药 30g，芡实 20g，诃子 15g，苍术 12g，肉豆蔻 12g，白及 10g。21 剂，水煎服。

二诊：2020 年 7 月 14 日。服药 2 天后腹痛消失，1 周后肠鸣消失，大便先干后溏、日 1～2 次，别无不适。舌脉基本同上。上方加车前子 30g。21 剂，水煎服。

按语：患者胃镜检查结果提示慢性糜烂性胃炎、十二指肠球部溃疡。每食辛辣食物而病症复发，近半年腹痛又作，并肠鸣终日不休，尤在食水果后加重，大便溏薄，腹部畏寒怕凉等。依据宏观辨证与胃镜下微观辨证、辨证论治与专方专药相结合之法，在用炒山药、芡实、诃子、苍术、肉豆蔻健脾温肾、化湿止泻的基础上，用著名的时方失笑散化瘀止血止痛，治疗胃黏膜、十二指肠球腔的糜烂与溃疡；痛泻要方缓急解痉止痛，针对终日不休之肠鸣；白及止血，修复糜烂、溃疡之局部病变。整体方药围绕其病机核心治之而效甚捷。

案 13　李某，男，36 岁。2017 年 10 月 16 日初诊。

主诉：胃胀痛，嗳气频作，终日不休 5 年余。

病史：自幼体瘦，身高 180cm，体重最重时 59kg，最轻时仅有 46.5kg。5 年前因饮食不节出现胃胀痛，呕吐频作。胃镜检查提示：胆汁反流性胃炎。服药后症状消失，但以后每遇饮食不慎、情绪不畅即复发，且发作频繁。复发时胃胀痛，食物反流，嗳气频作，反复发作不已。现饭后胃即胀痛，嗳气频作，终日不休，纳差少食，时有呕吐食物，胃部怕凉，面色萎黄，形体消瘦，双手发凉，睡眠一般。2017 年 10 月 16 日胃镜检查提示：慢性食管炎；慢性非萎缩性胃炎伴糜烂；胆汁反流性胃炎。舌质稍淡红，苔薄白，脉细弱。

中医诊断：胃痛（脾胃虚弱，气血郁滞证）。西医诊断：糜烂性胃炎；胆汁反流性胃炎；慢性食管炎。

处方：枳术汤、金铃子散、失笑散合丹参饮加减。

麸炒枳实 15g，白术 15g，麸炒山药 30g，茯苓 20g，延胡索 15g，川楝子 10g，五灵脂 9g，蒲黄 9g，丹参 30g，砂仁 5g，炒白芍 15g，柿蒂 20g，刀豆子 20g，炙甘草 6g。21 剂，水煎服，早晚餐后 2 小时服用。

医嘱：忌酸辣甜硬食物。

二诊：2017 年 11 月 7 日。服药期间胃胀痛、嗳气等症状基本消失，停药后症状反复，上方加旋覆花 30g，代赭石 30g，增降逆止嗳之功。21 剂，水煎服。

三诊：2017 年 11 月 28 日。自诉嗳气较前减轻，时有恶心干呕，胃痛基本消失，停药数日。现仍有饭后胃胀满不适，冬日手脚冰凉，去五灵脂、蒲黄；枳实改为枳壳，入肠胃，行气宽中；刀豆子增量至 30g 加强止嗳之力；减川楝子、代赭石等寒凉之品，加姜半夏、生姜温胃止呕，酌加桂枝温阳通脉。

处方：麸炒枳壳 20g，白术 30g，麸炒山药 30g，茯苓 20g，延胡索 15g，柿蒂 20g，刀豆子 30g，丹参 30g，砂仁 5g，炒白芍 15g，桂枝 5g，姜半夏 10g，旋覆花 30g，炙甘草

6g，生姜 3 片引。28 剂，水煎服。

四诊：2017 年 12 月 29 日。嗳气明显减轻，胃胀满减轻不明显。患者形体瘦高，考虑存在胃下垂而行上消化道造影，检查结果提示：①慢性反流性胃炎；②胃下垂。故调整处方为枳术丸合健脾升阳、消食法治之。

处方：白术 40g，麸炒枳壳 30g，黄芪 15g，升麻 9g，柴胡 9g，炒麦芽 30g，炒神曲 12g，炒鸡内金 12g，炒牵牛子 3g。14 剂，颗粒剂，温水冲服。

五诊：2018 年 1 月 16 日。患者胃胀满较前减轻，纳食增加，稍口干，偶有嗳气，上方加天花粉 15g 生津止渴；久病必瘀，加莪术活血化瘀。21 剂，颗粒剂，水冲服。

六诊：2018 年 2 月 8 日。胃胀满明显减轻，纳食可，偶有嗳气，麸炒枳壳加至 35g，黄芪增至 30g 加强升举之力，另加党参 10g 健脾益气，脾胃强健则升举之力亦增。以此为主方加减再治疗 3 月余，诸症基本消失。

按语：本案因饮食不节出现胃胀痛不适，嗳气频作，终日无休止，严重影响生活质量。方中枳术丸（枳实、白术）调理脾胃气机升降，除胀满；失笑散（蒲黄、五灵脂）、金铃子散（延胡索、川楝子）活血化瘀，行气止痛；丹参饮为治疗气滞血瘀互结于脘腹之专方；生山药、茯苓健脾益气，乃治实不忘虚之意；芍药甘草汤（炒白芍、炙甘草）调和脾胃，平肝抑木，敛肝柔肝，缓急止痉；联合柿蒂、刀豆子降逆止呃。药后胃胀痛、嗳气症状明显减轻，但胃仍胀满，考虑患者形体瘦高，为胃下垂者常见体态，行造影示胃下垂。郭教授认为胃下垂乃脾胃气机升降失调，中气下陷所致，治当以调理脾胃气机升降、升举清阳为要。方中枳术汤方中枳壳行气除痞、化痰消积，白术燥湿和胃、健脾益气，二药补行兼施，使补而不滞，行不伤正；遵《内经》"劳者温之""损者益之""陷者举之"之旨，以辛甘温之剂，补其中而升其阳，以黄芪、升麻、柴胡、白术取补中益气汤之义，生黄芪入脾肺以补中气、升清阳，升麻、柴胡，引阳明、少阳清气上行。诸药合用，升阳举陷，配合健脾消食助运，使中气充足，脾胃健运，纳化有常，清气上升而诸症消失。

案 14 吕某，男，46 岁。2018 年 5 月 4 日初诊。

主诉：胃痛时作 30 余年。

病史：自诉 10 余岁即开始胃痛，服抑酸药后缓解，但易反复。近 30 年来胃隐痛反复发作，偶有胃脘部刺痛，每因饮食不慎疼痛加重。2018 年 1 月 30 日在郑州某医院做胃镜检查示：①慢性食管炎；②糜烂性胃炎；③胃溃疡；④胃多发息肉。病理：（胃体）黏膜慢性活动性炎；（幽门）黏膜慢性活动性炎伴肠化。现症见：胃隐痛，进食后疼痛稍缓解，反酸、烧心，纳眠可，大便干、2～4 日 1 行，平素易口腔溃疡。舌质暗红，苔稍厚，脉弦。

中医诊断：胃痛（脾虚血瘀）。西医诊断：①糜烂性胃炎；②胃多发息肉；③胃溃疡；④慢性食管炎。

处方：失笑散、乌贝散合瓦甘散加味。

五灵脂 9g，蒲黄 10g，海螵蛸 10g，煅瓦楞子 15g，浙贝母 9g，炙甘草 6g，茯苓 15g，山药 30g，三棱 9g，莪术 9g，皂角刺 6g，连翘 15g，熟地黄 15g，炒决明子 20g，炒莱菔子 30g。28 剂，水煎服。

医嘱：忌酸、辣、甜、硬之物。

二诊：2018年6月4日。胃痛减轻，反酸、烧心消失，大便软、2日1行，效不更方，继服28剂。

三诊：2018年7月6日。自诉20天前因交通事故住院治疗，其间停服中药数天，胃痛发作，呈针刺样，疼痛剧烈时痛如刀割，西药治疗无效，患者要求继服中药，服药3天胃痛等症消失。2018年8月8日在延安市某医院复查胃镜提示：①慢性非萎缩性胃炎；②食管、贲门、胃底、十二指肠未见异常。

按语： 中医学认为，息肉的病因病机多为饮食失调、劳倦过度、七情内伤等因素损伤脾胃的升降纳运功能，致痰浊、瘀血等阻滞中焦，日久积聚而发生息肉。《灵枢·水胀》载："寒气客于肠外，与卫气相搏，气不得荣，因有所系，癖而内着，恶气乃起，息肉乃生。"郭教授认为胃息肉是脾胃虚弱、气滞血瘀等日久积渐而成，脾虚为本，气滞血瘀等为标，故治疗常在健脾基础上加用行气化瘀之品。

结合本案，该患者胃镜提示糜烂、溃疡，存在着不同程度的血瘀表现。方中以失笑散中之五灵脂、蒲黄通利血脉，散瘀止痛；乌贝散、瓦甘散中之海螵蛸、瓦楞子、浙贝母、甘草制酸和胃止痛；熟地黄滋阴补血；三棱、莪术、皂角刺活血行气，温通散结；酌加茯苓、山药养护脾胃；患者平素易生口疮、大便稍干，酌加连翘、炒决明子、炒莱菔子清热润肠，行气通便。方药集健脾、化瘀、理气、制酸多法于一体，使息肉及诸症悉除。

案15 王某，男，31岁。2017年4月25日初诊。

主诉：每于凌晨 3～4 时上腹部紧缩样疼痛难忍 8 天。

现病史：自述因饮食劳累等于 8 天前每天凌晨 3～4 时出现上腹部紧缩样疼痛，因疼痛难忍而翻身滚动，数人难以按捺，当地医院曾多次以杜冷丁、氯丙嗪、异丙嗪同用亦未能使疼痛不再发作，至次日夜再度出现上述病症。细问患者为强烈的紧缩挛急痛，如握拳状，不发作则如常人状，望之形体消瘦。舌质淡红，苔薄白，脉弦细。

中医诊断：胃痛（肝气犯胃，气滞血瘀证）。西医诊断：胃痉挛。

处方：芍药甘草汤合金铃子散、丹参饮加减。

炒白芍 60g，炙甘草 15g，延胡索 15g，川楝子 10g，丹参 30g，檀香 5g，砂仁 5g（另包，后下），生山药 30g。3 剂，水煎服。

1 剂煎服后当夜及次日凌晨未再发生疼痛，3 剂尽服而疼痛此后未再发作。

按语：本案以紧缩挛急样疼痛为特点，考虑为胃痉挛所致。方用芍药甘草汤酸甘化阴，调和肝脾，缓急止痛；川楝子、延胡索合用为金铃子散活血散瘀，行气止痛；丹参饮为治疗气滞血瘀互结于脘腹之方药；生山药养护胃气。三个名方合用，祛瘀通络、疏理气滞、刚柔相济、缓急解痉之功卓著，故效若桴鼓。诚如清代医家徐大椿所云："世又有极重极久之病，诸药罔效，忽服极清淡之方而愈。此乃其病本有专治之方……，忽遇对症之药，自然应手而愈也。"

案 16 赵某，女，33 岁。2019 年 3 月 27 日初诊。

主诉：胃痛 6 个月，加重 1 个月。

现病史：6个月前出现间断性上腹痛。2018年10月5日胃镜检查结果提示：十二指肠降部溃疡，HP（＋）。给予四联杀菌治疗，药后症状减轻，但此后反复胃痛，服中药效果不佳，现服雷尼替丁胶囊等药仍未能控制，近1个月病情加重。现患者夜间胃痛（因胃痛而难以入寐），饥饿空腹时痛，痛连后背，胃中阵阵发热，进食后减轻，但不能多食，咽喉发黏不爽，自觉有气上顶，口干苦，便意频数，排便不畅但成形，眠差，小便正常。舌质稍红，苔黄腻，脉弦细。

中医诊断：胃痛（脾虚痰热证）。西医诊断：十二指肠降部溃疡。

处方：生白术20g，生山药30g，茯苓20g，金钱草20g，蒲公英20g，败酱草20g，佩兰10g，全瓜蒌20g，白及10g，枳壳15g，炒麦芽30g，鸡内金15g。14剂，水煎服。

二诊：2019年4月10日。胃中阵阵发热减轻，仍有饥饿时痛，痛连后背，胃部时胀，饭后加重，胸骨后疼痛，口干苦消失及咽喉发黏不爽消失，大便日1～2次、成形，睡眠可，余无不适。舌质稍红，苔薄黄，脉稍弦细。患者痰浊已除，虚象仍存，热未尽消，更方如下。

处方：太子参15g，生白术20g，生山药30g，茯苓20g，金钱草15g，败酱草20g，佩兰10g，郁金15g，香附20g，枳壳15g，厚朴15g，炒麦芽30g，神曲15g，鸡内金15g，炒牵牛子3g。14剂，水煎服。

三诊：2019年4月26日。现胃痛、胃热、胃胀均明显减轻，胸骨后疼痛消失，纳眠可。舌质稍红，苔薄黄，脉稍弦细。2019年4月18日在河南省某医院复查胃镜提示：食管正常；慢性红斑性胃炎。上方14剂继服。

四诊：2019年5月10日。自述夜间醒来胃中有似饥饿感而难受，饮水活动后可缓解，不怕凉，易上火，纳眠二便可。舌质略红，苔偏腻，脉稍细。患者病症渐除，脾虚尚存，更方如下：

处方：生白术20g，生山药30g，茯苓20g，苍术15g，厚朴15g，生薏苡仁30g。30剂，水煎服。

五诊：2019年6月12日。自诉晨起时有饥饿感，偶于饭前胃隐痛，进食后缓解，余无不适，纳眠可。舌淡红，苔偏厚，脉稍细，仍以上方善后治疗。14剂，水煎服。

六诊：2019年6月28日。半个月出现夜间不适两次，几分钟后自行缓解，上方加白及6g善后巩固，后追访患者病已愈。

按语：患者胃痛表现为饥饿空腹时痛，进食后减轻，但不能多食，为脾胃虚弱之胃痛典型特征；胃中阵阵发热，咽喉发黏不爽，口干苦，舌质稍红，苔黄腻等为痰热征象。脾虚与痰热并见，脾虚为本，痰热为标，故治以健脾和胃、清热化痰法。方中生白术、生山药、茯苓、枳壳、炒麦芽、鸡内金健脾和胃消积以治其本；金钱草、蒲公英、败酱草、佩兰、全瓜蒌清热祛湿化痰以治其标；白及消肿生肌。诸药相伍，标本兼治，清热化痰而不苦寒伤胃，健脾和胃而不辛燥助热。

案17 郭某，女，58岁。2019年2月26日初诊。

主诉：胃痛胃胀时常发作10年余。

现病史：10年前患者时感胃痛、胃胀，右胁下不适。曾服药治疗但终未得愈，近日服抗幽门螺杆菌药治疗胃胀减轻。现自觉胃痛，平素稍多食一口即胃痛严重，嗳气，无饥饿感，反酸、烧心，偶有口苦，胸骨后及舌体有烧灼感，平素怕凉，不易上火。2019年2月19日做胃镜检查结果提示：慢性食管炎；慢性萎缩性胃炎；胃息肉。上消化道造影检查结果提示：胃下垂。彩超检查结果提示：胆囊壁毛糙。舌质淡，苔稍厚，脉弦细。

中医诊断：胃痛（肝气犯胃，中气下陷证）。西医诊断：慢性食管炎；慢性萎缩性胃炎；胃息肉；胃下垂；胆囊炎。

处方：生白术30g，枳壳30g，金钱草30g，茯苓20g，郁金15g，香附20g，厚朴15g，木香15g，乌药15g，炒麦芽30g，神曲15g，鸡内金15g，炒牵牛子3g。14剂，水煎服。

二诊：2019年3月15日。胃胀痛减轻，仍有胸骨后灼热感及反酸、烧心，嗳气止，纳食可，舌质淡，苔稍厚，脉弦细。

处方：生白术30g，枳壳30g，金钱草30g，茯苓20g，郁金15g，香附20g，木香15g，乌药15g，炒麦芽30g，神曲15g，鸡内金15g，炒牵牛子3g，海螵蛸10g，煅瓦楞子15g，浙贝母9g，炙甘草6g。21剂，水煎服。

三诊：2019年4月8日。胃胀痛已明显减轻，但情绪不畅时易反复，纳食可，胃脘时嘈杂口干。

处方：生白术30g，枳壳30g，金钱草30g，茯苓20g，郁金15g，香附20g，木香15g，乌药15g，炒麦芽30g，鸡内金15g，海螵蛸10g，天花粉15g，炙甘草6g。21剂，水煎服。

四诊：2019年4月30日。多食时胃胀，偶有乏力，舌头发热稍减，近日稍有上火，双手心发热，余无不适。

处方：生白术 30g，枳壳 30g，茯苓 20g，地骨皮 30g，蒲公英 20，郁金 15g，香附 20g，木香 15g，乌药 15g，炒麦芽 30g，鸡内金 15g，海螵蛸 10g，皂角刺 8g，三棱 8g，莪术 8g。14 剂，水煎服。

五诊：2019 年 5 月 15 日。胃已不胀，舌头发热已消，余无不适。

处方：生白术 30g，枳壳 30g，黄芪 20g，茯苓 20g，木香 15g，乌药 15g，炒麦芽 30g，鸡内金 15g，海螵蛸 10g，皂角刺 8g，莪术 8g。14 剂，水煎服。

六诊：2019 年 6 月 3 日。现无不适，纳食可，以健脾活瘀方调治善后。

处方：黄芪 20g，茯苓 20g，生白术 30g，枳壳 20g，木香 15g，鸡内金 15g，莪术 8g，三棱 8g，皂角刺 8g。21 剂，水煎服。

以上方为主加减治疗至 2019 年 10 月中旬，11 月复查胃镜示慢性浅表性胃炎，未显示息肉；病理示（胃窦）黏膜慢性炎。

按语：患者胃痛病史 10 年，治疗过程中依其脉证辨治分为两个阶段，第一阶段治疗着眼于肝气犯胃、脾虚气陷，第二阶段着重治疗慢性萎缩性胃炎脾虚血瘀证。

据患者初诊时胃痛、胃胀，右胁下不适，稍有多食即胃痛严重，舌质淡，苔稍厚，脉弦细，辨其病机为脾虚中气下陷，土虚木乘，肝气横逆犯胃，使胃腑功能失司，气机不畅，不通则痛，故以健脾、疏肝、和胃为主要治法。方中生白术、茯苓健脾补气；郁金、香附疏肝解郁；金钱草利水除湿，是针对肝气犯胃，久郁蕴湿所设；枳壳、厚朴、木香、乌药理气和胃；炒麦芽、神曲、鸡内金、炒牵牛子健脾消积和胃。诸药相合，有健脾和胃、疏肝解郁之功。

经 2 个月治疗，四诊时患者症状明显减轻，已无胃痛，故转为主治慢性萎缩性胃炎。本病是消化系统的难治疾病之一，虽病机复杂，且多虚实夹杂，然溯本求源，脾胃气虚为其发病的基础，胃络瘀阻为其重要病机，故治以健脾益气、活血通络为法。六诊时的健脾活瘀方加味是郭教授治疗慢性萎缩性胃炎的经验方，针对脾胃气虚、瘀血阻络的病机特点立法用药，其效颇佳。方中黄芪、白术、茯苓、鸡内金补中益气，健脾养胃，立足补虚促运，以培其本；三棱、莪术、皂角刺、枳壳、木香活血理气，化瘀通络。诸药合用，健脾益气、促进纳运、活血通络、行气消痞。

案 18　李某，女，46 岁。2014 年 3 月 7 日初诊。

主诉：上腹部灼热胀甚如冒火状 1 年余。

现病史：患者 1 年前开始出现胃中热如冒火状，自觉胃中热气上逆喉间，胃脘部偶有刺痛，胃胀甚，纳差，嗳气，口干渴，大便溏泻。舌质稍暗红，苔薄黄，脉弦紧。曾做胃镜检查结果提示：慢性胃炎。颈部彩超检查结果提示：颈部淋巴结增大。

中医诊断：胃痛（胃热内盛，气血瘀滞证）。西医诊断：慢性胃炎。

处方：连翘 15g，蒲公英 25g，败酱草 25g，延胡索 15g，川楝子 9g，生白术 20g，枳实 15g，厚朴 15g，木香 15g，刀豆子 20g，炒山药 25g，茯苓 15g。7 剂，水煎服。

二诊：2014 年 3 月 16 日。仍胃胀痛，不能平卧，胃内灼热如冒火状，纳差，恶心，嗳气不畅，干呕，大便溏泻、日2～3 次。胃镜检查结果提示：慢性浅表性胃炎。上方适量加大清热药之剂量，去延胡索、川楝子等。

处方：连翘 20g，蒲公英 30g，败酱草 30g，炒麦芽 30g，神曲 10g，鸡内金 10g，竹茹 10g，炒山药 20g，炒白术 20g，枳实 15g，厚朴 12g，木香 15g，苏梗 10g，炙甘草 5g。7 剂，水煎服。

三诊：2014 年 3 月 23 日。胃胀减轻，大便稍成形、日2～3 次，偶有胃脘部刺痛、灼热如冒火状，胃胀嗳气，恶心，纳差，口干口渴，大便溏泻、日 2 次。上方加玄参 15g、天花粉 15g、芡实 15g。7 剂，水煎服。

四诊：2014 年 3 月 30 日。胃胀等症均明显减轻，但胃脘部仍灼热如冒火状，偶有刺痛，胸闷，纳差，口干渴，大便溏泻、日 2 次。

处方：血府逐瘀汤加味。

当归 15g，生地黄 25g，桃仁 10g，红花 15g，川牛膝15g，川芎 15g，赤芍 20g，枳壳 15g，柴胡 5g，桔梗 5g，三棱 10g，莪术 10g，川楝子 6g，香附 15g，炒麦芽 30g，鸡内金 10g，炒山药 20g，芡实 20g，生甘草 3g。7 剂，水煎服。

五诊：2014 年 4 月 7 日。胃脘偶有刺痛感，灼热如冒火状显著减轻，胸闷消失，纳食增加，口干渴已不明显，大便基本成形、日 1～2 次。上方继服 10 剂。

六诊：2014 年 4 月 18 日。胃脘偶有刺痛、灼热如冒火状基本消失，略有口干渴，食量递增，大便成形、日 1～2 次。上方加知母 15g。10 剂，水煎服。

七诊：2014 年 4 月 30 日。胃脘灼热、刺痛消失，口无干渴，大便成形。

处方：当归 12g，生地黄 20g，桃仁 6g，红花 10g，川牛膝 12g，川芎 10g，赤芍 15g，枳壳 12g，柴胡 5g，桔梗 5g，三棱 6g，莪术 10g，芡实 15g，炒麦芽 30g，鸡内金 10g，生甘草 3g。15 剂，水煎服，巩固善后。

按语：本案初因胃中热如冒火状，热气上逆至喉为主症，且有口干渴，故辨为热结火郁，胃失通降，内热消灼胃津，治以苦寒泄热为主，辅以行气降逆。然经三诊仅余症减轻，胃脘火灼感、刺痛、口干口渴主症依然，显系药不对证。清·周学海《读医随笔·卷四·瘀血内热篇》载："腹中常自觉有一段热如汤火者，此无与气化之事也。非实火内热，亦非阴虚内热，是瘀血之所为也。"又载："又有两胁内或当胸一道如火温温然，有心窝中常如椒桂辛辣状，或如破皮疼胀状，是皆瘀血积于其处也。"清·唐宗海《血证论·卷五·瘀血篇》亦载："瘀血在里则口渴，所以然者，血与气本不相离，内有瘀血，故气不得通，不能载水津上升，是以发渴，名曰血渴，瘀血去则不渴矣。"故更方以血府逐瘀汤加三棱、莪术、川楝子、香附以活血化瘀，行气止痛；炒麦芽、鸡内金、炒山药、芡实消食和胃，健脾厚肠。药后胃脘灼热、刺痛、口干渴显著减轻，药证相符，方药继以化瘀通络，使胃津上承而诸症渐消。

第二节　胃痞

一、概述

痞满是以患者自觉心下痞塞，胸膈胀满，触之无形，按之柔软，压之无痛为主要症状的病证。根据痞满的临床表现，西医学的慢性胃炎（慢性浅表性胃炎、慢性萎缩性胃炎或部分胃食管反流性疾病）、功能性消化不良、胃下垂等疾病，若以上腹部胀满不舒为主症时，可归属本病范畴。中医教材中将痞证分虚实两大类，常见的实痞有饮食内停证、痰湿中阻证、湿热阻胃证、肝胃不和证，虚痞有脾胃虚弱证与胃阴不足证，还有寒热错杂及虚实并见者。对其治疗，郭教授常用黄芪建中汤、香砂六君子汤、四君子汤或半夏泻心汤等方。由于本病病机多因脾胃纳运升降失常所致，郭教授结合自己的临床体会，常以张仲景的枳术汤和张元素的枳术丸加味演化而来的枳术行气方、枳术消食方等加减治疗。此外，郭教授仍然重视"病久入络，从瘀论治""斡旋升降，运补为宜""顾护脾胃"等治法。特别是近 20 年来，跟随其导师国医大师李振华教授开展国家"十五""十一五""十二五"科技攻关计划和科技支撑计划以来，师李老临证精髓，重视脾胃肝脏腑动态辨治胃痞而获佳效。

此外，郭教授临证时重视中医辨证与西医辨病相结合，常以电子胃镜诊断结果及病理组织活检确定慢性胃炎的类型，以及是否有肠上皮化生、异型增生，并排除溃疡病、胃肿瘤等，依X线钡餐协助诊断胃下垂等，亦以幽门螺杆菌（HP）相关检测诊断是否为HP感染，以B超、CT等检查了解肝胆胰腺等疾病，既不为西医的检查结果拘囿中医的辨证思路，亦不因忽略对于疾病的相关检查而延误最佳的治疗时机和措施。

二、典型医案

案1 许某，女，45岁。2015年9月15日初诊。

主诉：胃脘痞满偶痛反复发作8年余。

现病史：8年前因经常饮食饥饱无常、工作忙碌压力颇大渐致胃脘胀满，时有疼痛且反复发作。6年前曾做胃镜检查提示：慢性糜烂性胃炎。经服多种中西药物，如胶体次枸橼酸铋胶囊、莫沙必利片、兰索拉唑胶囊、荆花胃康胶丸等可取一时之效，近日因饮食不节致症状加重。我院胃镜检查结果提示：慢性萎缩性胃炎？病理检查提示：慢性萎缩性胃炎（中度）伴肠化（中度）、异型增生（轻度）。现胃脘痞满，偶有隐痛，连及两胁胀而不舒，情绪不畅，每日勉强进食100g左右，食之无味，疲惫无力，面色萎黄，形体偏瘦。舌质淡，舌体胖大有齿痕，舌苔薄白而润，脉细弦无力。

中医诊断：痞满（脾虚肝郁胃滞证）。西医诊断：慢性萎缩性胃炎伴肠化、异型增生。

处方：（李振华教授经验方）香砂温中汤加减。

炒白术15g，茯苓15g，陈皮10g，半夏10g，枳壳10g，木香 12g，砂仁 8g，香附 12g，乌药 10g，延胡索 12g，刘寄奴 15g，炒麦芽 20g，炒神曲 10g，炙甘草 5g。15 剂，水煎服，日 1 剂。

二诊：2015 年 9 月 30 日。脘胁痞满明显减轻，胃痛发作时间间隔延长，已有食欲，食量增加。上方加党参 15g，继服 15 剂。

三诊：2015 年 10 月 15 日。稍感胃脘痞满，未再疼痛，两胁无不适，饮食明显增加，周身较前有力。舌质淡，舌体胖大、边有齿痕，苔薄白而润，脉细弦稍无力。

处方：党参 15g，黄芪 15g，炒白术 15g，茯苓 15g，陈皮 10g，半夏 10g，枳壳 10g，木香 12g，砂仁 8g，香附 12g，刘寄奴 15g，炒麦芽 20g，炒神曲 10g，炙甘草 5g。15 剂，水煎服。

以上方为基础，药物略有增减调治半年，患者脘胁痞满等症未再发作。胃镜复查结果提示慢性浅表性胃炎，病理复查结果提示（胃窦）黏膜慢性炎。

按语： 患者乃饮食失宜伤及脾胃，使脾失健运，胃失和降而致胃脘痞满、纳差等症；脾虚化源不足，使肝失所养，加之患者工作压力颇大，使肝失疏泄则两胁胀痛；气血亏虚，失于充养则消瘦乏力，面色萎黄，舌脉均为脾虚肝郁胃滞之象。以香砂温中汤加减治疗，白术、茯苓、炙甘草补中健脾；陈皮、半夏、枳壳、木香降气和胃；砂仁化湿醒脾；香附、乌药疏肝解郁，合延胡索活瘀止痛；炒麦芽、炒神曲、炙甘草消食和胃；刘寄奴与活瘀药同用可增强化瘀止痛之功，与消食药为伍可添化食开胃之效。药后脘胁胀满明显减轻，故二诊后续加党参、黄芪，偏重于补虚培本。

总之，本案以李老的经验方香砂温中汤加减治疗，以脾胃肝三脏腑在本病发展过程中脾虚、肝郁、胃滞的彼轻彼重灵活加减用药，动态辨治为特点。

案2 宋某，男，30岁。2014年5月21日初诊。

主诉：胃脘痞满、嗳气2年余。

现病史：2年前因饮食、作息不规律出现吞咽食物不畅，纳差，稍食即饱，餐后出现胃脘痞满胀痛，嗳气后胀痛感减轻，经服用中成药荆花胃康、开胸顺气丸等症状缓解，此后1年内因症状不明显，故未服用任何药物。2013年3月中下旬因饮食不慎，上述症状相继出现，且愈益加重，服龙七胃康片、西药莫沙必利片等，症状时轻时重，经河南某医院近日胃镜检查结果提示：食管正常；慢性浅表性胃炎。病理提示：（胃窦）慢性萎缩性炎（中度），伴肠上皮化生。现在症：胃脘痞满餐后加重，胃部喜暖，偶可出现两胁窜痛，嗳气，饥不欲食，食量减少过半，周身疲困乏力，大便不畅，4天左右1次，质不干。舌质淡，舌体稍胖大，苔白腻，脉弦细。

中医诊断：胃痞（脾虚肝郁胃滞证）。西医诊断：慢性萎缩性胃炎（中度）伴肠上皮化生（轻度）。

处方：（李振华教授经验方）香砂温中汤加减。

白术10g，茯苓12g，陈皮10g，半夏10g，香附10g，砂仁8g，厚朴10g，桂枝5g，白芍10g，乌药10g，枳壳10g，木香6g，焦三仙各10g，丁香5g，鸡内金10g，甘草3g。15剂，水煎服。

二诊：2014年6月5日。胃脘痞满减轻，偶可出现两胁窜痛，嗳气略减，仍饥不欲食，饮食稍有增多，周身疲困乏力，大便不畅，2天左右1次。舌质淡红，舌体稍胖大，苔白腻，脉弦细。服药后疗效尚好，上方继服15剂。

三诊：2014年6月22日。胃脘痞满减轻过半，餐后加重感已消失，半个多月来已无两胁窜痛及嗳气，食欲感增强，每天增加主食60g左右，周身困乏稍有好转，大便明显通畅，2天1次。舌质淡红，舌体稍胖大，苔白稍腻，脉弦细。上方加党参、黄芪，去陈皮、丁香。

处方：党参15g，黄芪18g，白术10g，茯苓12g，半夏10g，香附10g，砂仁8g，厚朴10g，桂枝5g，白芍10g，乌药10g，枳壳10g，木香6g，焦三仙各10g，鸡内金10g，甘草3g。30剂，水煎服。

四诊：2014年7月24日。偶有胃脘痞满，嗳气等症未再出现，食欲明显好转，主食可增至正常时的2/3，自感周身较有力，大便通畅，2天1次。舌质淡红，舌体稍胖大，苔白，脉稍弦细。去乌药、木香。30剂，水煎服。

半年后复查胃镜结果提示慢性浅表性胃炎，病理示（胃窦）黏膜慢性炎。

按语：本案由饮食失宜伤及胃腑，致胃气滞塞，和降失常，久之由胃累及肝脾，以致脾虚、肝郁、胃滞，脾胃肝三脏腑同病，治疗时遵李老"脾宜健、肝宜疏、胃宜和"的原则，立法健脾益气、疏肝和胃，以其经验方药香砂温中汤加减治之。药以党参、黄芪、白术、茯苓、甘草等药健脾益气；香附、乌药疏肝解郁；厚朴、半夏、枳壳、砂仁、木香、陈皮、焦三仙、鸡内金等药和胃消食。由于本案肝郁不甚，而以脾虚食滞为主，故先以消食之药为主、疏肝之药为辅，待食积得消，继以健脾之党参、黄芪伍入，从本论治。本案的治疗体现了李老的学术思想：①"脾胃气（阳）虚是慢性萎缩性胃炎的病理基础"，故治疗时健脾益气之药当为本病治疗的根基。②慢性胃病（慢性萎缩性胃炎）需从脾胃肝三脏腑动态辨治，治疗时依脾虚、肝郁、胃滞三者彼此的轻重有所侧重而灵活调整药物的组成与剂量，体现了李老脾胃肝动态辨证的理论学说，彰显了中医学整体观念、辨证论治及恒动观的特色。

案3 王某，女，38岁。2013年3月14日初诊。

主诉：胃脘痞满10余年，加重2个月。

现病史：10余年前出现胃脘痞满不适、嗳气等症，间断服莫沙必利片及多种健胃消食之中成药，病症时轻时重。胃镜检查结果提示：慢性胃炎。2个月前胃脘痞满加重，饭后尤甚，服西药及疏肝和胃、降气消食等中药效果不显，加大剂量则益甚。现胃脘痞胀难忍，仅能少量纳食，但饭后10分钟左右仍胀满不已，嗳气频作，胃稍痛，并有胃中灼热感，大便干，矢气不畅。舌质淡红，苔白，脉稍弦。

中医诊断：胃痞（脾失健运，胃气壅塞）。西医诊断：慢性胃炎；功能性消化不良。

处方：四君子汤合枳术行气方加减。

党参10g，太子参15g，生白术20g，茯苓15g，生山药30g，枳实15g，木香15g，厚朴15g，香附15g，乌药15g，大腹皮30g，连翘15g，蒲公英20g，炙甘草5g。14剂，水煎服。

二诊：2013年4月1日。自觉胃脘痞胀、嗳气明显好转，饮食后难受不适消失，亦不胃痛，胃中仍有灼热感，便秘，矢气不畅，上方加败酱草15g，炒麦芽30g，神曲10g，炒决明子20g。14剂，水煎服。

三诊：2013年4月14日。胃脘痞满明显减轻，现矢气顺，嗳气畅，近两日又稍有胃痛，仍时有便秘，上方加延胡索15g、炒决明子25g。15剂，水煎服。

四诊：2013年4月30日。胃脘痞满、嗳气基本消失，胃痛消，纳食增，大便通，腹中畅。

处方：太子参15g，生白术20g，茯苓15g，生山药30g，枳实15g，木香15g，厚朴15g，香附15g，乌药15g，连翘15g，蒲公英20g。15剂，水煎服。

按语： 患者病发日久，中气已虚，医者以疏利行气之剂益伤中气，使脾益虚，胃益滞，中焦健运斡旋无力而致胃脘痞满等症愈重。由于本案为病机虚实夹杂，实由虚致，故以"运补""行补"之法，取党参、太子参、生白术、茯苓、生山药立足补虚，枳实、木香、厚朴、大腹皮行胃肠之气；因脾胃亏虚，久之或因土虚木乘，或因土壅木郁，必致三者俱病，故以香附、乌药疏肝畅胃，遵李振华教授"当脾胃肝脏腑同治"的原则，健脾气、降胃气、疏肝气。在诊治过程中，灵活用药，如有内热时药宜生用生白术、生山药，并加用连翘、蒲公英、败酱草等，便秘时加用炒决明子等，以使药证相符而取效。

案4 路某，男，31岁。2020年6月9日初诊。

主诉：脘腹痞胀5年余。

现病史：5 年前因经常于夜市饮啤酒、白酒至夜半，回家即寐，渐感次日醒来胃胀，贲门部有阻隔感，曾服中药、中成药效果不佳。现晨起醒来即感胃部痞塞，贲门部如有石头充塞状，腹胀，咽喉不利，喝口水便感堵塞不畅，因痞胀而不敢食，欲食而不能食，食后即胀，饮水亦不可受盛，嗳气、矢气则舒，但嗳气不出、矢气不能。2018 年胃镜检查提示：慢性浅表性胃炎。舌质淡，苔薄白，脉稍弦。

中医诊断：胃痞（脾虚食积证）；腹胀（气机郁滞证）；西医诊断：慢性浅表性胃炎。

处方：枳术行气方合枳术消食方加减。

麸炒枳壳 20g，白术 15g，木香 15g，厚朴 15g，香附 15g，郁金 15g，炒麦芽 30g，神曲 15g，鸡内金 15g，炒牵牛子 3g，射干 10g，木蝴蝶 10g，蝉蜕 5g，黄芩 15g，生山药 20g，茯苓 15g。7 剂，水煎服。

二诊：2020 年 6 月 16 日。胃胀显著减轻，胃脘痞塞感及若有石头充塞其中、腹胀、纳食饮水后胀甚等症基本消失。自述经常大汗淋漓，上方去神曲、木香、香附，加麻黄根 30g，浮小麦 30g，菟丝子 30g，灵芝 30g，黄精 15g，太子参 15g。

处方：白术 15g，麸炒枳壳 20g，厚朴 15g，香附 15g，郁金 15g，炒麦芽 30g，鸡内金 15g，牵牛子 3g，射干 10g，木蝴蝶 10g，蝉蜕 5g，黄芩 15g，生山药 20g，茯苓 15g，麻黄根 30g，浮小麦 30g，菟丝子 30g，灵芝 30g，黄精 15g，太子参 15g。7 剂，水煎服。

三诊：2020 年 6 月 23 日。已无明显汗出，腹胀、咽喉不利及胃脘痞塞、贲门充塞感未再出现，时感头昏脑涨。上方去麻黄根、浮小麦，首次方加石菖蒲 15g 醒神开窍。14 剂，水煎服。

四诊：2020 年 7 月 7 日。除咽喉不利外，别无不适，食欲佳，纳食可，头昏脑涨感已减，较前亦有精神。上方加佩兰 10g，继服 7 剂，水煎服。

后追访患者，病情稳定，加之患者注意饮食，未再出现上述病症。

按语：本案患者因长期饮酒伤及脾胃，致脾失健运，食滞胃脘，脾虚胃滞，中焦气机郁滞不畅，升降失常，故见胃脘痞满、食后即胀等症。治以健脾消食，理气除胀，予枳术行气方合枳术消食方加减。方中麸炒枳壳、白术取"枳术丸"义，脾胃同治、纳运相助，以达补而不滞、健脾强胃、消痞除满之功；合木香、厚朴、香附、郁金为枳术行气方化裁，以健脾疏肝、和胃降逆、理气消痞；与炒麦芽、神曲、鸡内金、牵牛子合用为枳术消食方，以健脾和中、消食畅胃；生山药、茯苓健运脾胃。全方补中助运，行中寓补，使脾运复健，胃纳得开，气机升降有常，则痞开结散。

案 5 邵某，女，48 岁。2018 年 4 月 19 日初诊。

主诉：胃脘胀满 3 月余。

现病史：3 个月前因过量饮食海鲜后出现胃脘痞满，自服莫沙必利、吗丁啉等药物疗效不佳。现胃脘痞满，餐后加重，甚则心下痞硬，纳食不下，苦不堪言，无胃痛，反酸，时烧心，口干口苦，牙龈出血、量少、色鲜红，乏力倦怠，稍食即胀，眠差，大便干，小便调。胃镜检查结果提示：糜烂性胃炎；慢性食管炎。舌质淡红，舌苔稍黄腻，脉弦细。

中医诊断：胃痞（脾虚胃滞证）。西医诊断：①糜烂性胃炎；②慢性食管炎。

处方：枳术健脾方、枳术消食方合瓦甘散、乌贝散加减。

生白术 30g，麸炒枳实 15g，太子参 15g，生山药 30g，茯苓 20g，炒麦芽 30g，鸡内金 10g，神曲 15g，牵牛子 3g，海螵蛸 20g，煅瓦楞子 15g，浙贝母 10g，金钱草 30g，仙鹤草 30g，小蓟 20g，炒决明子 18g，炙甘草 6g。28 剂，水煎服。

二诊：2018 年 5 月 19 日。牙龈出血消失，胃脘痞满、口苦口干好转，纳食增加，反酸夜甚，乏力倦怠，腰酸畏寒，眠差，大便稍干、日 1～2 次。2018 年 5 月 24 日彩超检查结果提示：①肝实质弥漫性回声改变；②肝囊肿；③胆囊息肉。胃镜检查结果提示：①慢性食管炎；②慢性非萎缩性胃炎伴糜烂，C13 呼气试验阴性。

处方：麸炒枳实 15g，生白术 30g，太子参 15g，生山药 30g，茯苓 20g，炒麦芽 30g，鸡内金 10g，神曲 15g，炒牵牛子 3g，海螵蛸 20g，煅瓦楞子 15g，浙贝母 10g，炙甘草 6g，灵芝 20g，菟丝子 30g，合欢皮 20g，首乌藤 20g，金钱草 15g。14 剂，水煎服。

三诊：2018 年 6 月 3 日。胃脘痞满基本消失，反酸、睡眠、口苦口干明显好转，纳食已正常，睡眠改善，二便调。守上方巩固 1 个月，诸症皆失。

按语：本案因饮食失宜，损伤脾胃，纳化升降失司，气血化源不足，胆腑失于疏利，大肠传导失常所致。治以枳术健脾方、枳术消食方合瓦甘散、乌贝散加减。药以枳术汤健脾和胃、理气消痞。仲景言："心下坚，大如盘，边如旋盘，水饮所作，枳术汤主之。"此方虽为消散水饮之剂，但有健脾行滞之功。方中白术量大于枳实，意在以补为主，寓消于补中，白术生用则健脾而不燥，可解便难之厄；与太子参、茯苓、山药合用寓枳术健脾方义，以健脾益气以治其本；与麦芽、神曲、鸡内金、炒牵牛子合用有枳术消食方义，消食化积以治其标；浙贝母、甘草、海螵蛸、瓦楞子为民间验方瓦甘散、乌贝散以制胃酸；仙鹤草补虚收敛止血，小蓟凉血活血止血；炒决明子润肠通便；首乌藤、合欢皮养血安神；金钱草利胆以缓口苦；灵芝、菟丝子补虚以解体倦。本案抓主症，以理脾胃为本，顾兼症，使方证相宜而病愈。

案6 王某，男，66岁。2020年9月7日初诊。

主诉：脘腹痞胀6个月，脘腹时痛3个月。

现病史：自述胃疾多年，平素打乒乓球等日常活动量较大，疫情以来外出极少，6个月前出现脘腹痞胀，胀时有发硬感。近3个月增添腹痛，揉按后气散则胀痛可减或消失，屡服行气活瘀或降气活瘀等药均不见效，彩超、腹部CT、肠镜等检查亦无异常发现。现仍感胃脘及左下腹胀痛，自觉有气聚集，揉按后或得矢气则痞满胀痛可减，但按时不舒，时有压迫样疼痛感，脘腹怕凉，稍进凉食即泻，内热大，易上火，上火时口腔溃疡或唇起疱疮，晨起口苦，纳食一般，食之乏味，大便正常。舌体稍胖大，苔腻微黄，脉稍弦。

中医诊断：痞满，腹胀（寒热错杂，气机郁滞证）。西医诊断：功能性胃肠病。

处方：半夏泻心汤加味。

姜半夏 15g，党参 12g，炮姜 10g，黄芩 10g，黄连 6g，生甘草 6g，乌药 15g，厚朴 15g，木香 10g，大枣 5 枚。5 剂，水煎服。

二诊：2020 年 9 月 13 日。药后排气增多，脘腹痞胀、腹痛均减轻大半，口苦基本消失，别无其他不适。舌苔厚腻较前稍薄。上方黄芩增至 12g，黄连增至 10g，木香增至 12g。6 剂，水煎服。

三诊：2020 年 9 月 20 日。左下腹胀、腹痛减轻大半，有时胀痛可感消失，有时有揪痛感，肠鸣矢气后可无不适感。舌苔稍厚，脉稍弦。

处方：姜半夏 15g，党参 12g，炮姜 10g，黄芩 10g，黄连 6g，生甘草 5g，大枣 5 枚，炒白术 20g，炒白芍 15g，防风 9g，陈皮 10g，厚朴 15g，乌药 15g，木香 10g。5 剂，水煎服。

四诊：2020 年 9 月 27 日。左下腹胀、腹痛有时可感消失，时有揪痛感，肠鸣矢气后无不适。舌苔稍厚，脉稍弦。上方加炒白芍量为 25g。5 剂，水煎服。善后治疗。

按语：《金匮要略·呕吐哕下利病脉证治》篇中载"呕而肠鸣，心下痞者，半夏泻心汤主之"，开创了治疗寒热错杂痞证之经典方药。本例患者以脘腹痞满时胀痛为临床表现，虽与半夏泻心汤方不尽相同，但病机却为寒热错杂之象，取辛开苦降之法，仿半夏泻心汤义加味治之。方中半夏辛温散结，降逆以消痞胀，干姜温中暖脾，与半夏相配辛开以散结；黄芩、黄连苦降清热而和胃；党参、甘草、大枣甘温以补脾胃之虚；乌药、厚朴、木香以增行气消胀之力。对于腹部时有揪痛、矢气后减轻之症，合用痛泻要方以调和肝脾、缓急止痛。诸药共用，寒去热清，脾升胃降，气机调畅，则胀痛等症得消。

案7 周某，女，55岁。2018年1月17日初诊。

主诉：胃脘痞满伴食欲不振半年余。

病史：半年前因饮食不节出现胃脘痞满，食欲不振，曾先后口服中药60余剂，同时配合香砂养胃丸、荆花胃康丸、消化酶等药，症状时轻时重。2017年8月上消化道造影检查结果提示：胃下垂。胃镜示：①慢性糜烂性胃炎；②胃多发息肉。病理提示：腺息肉。现胃脘痞满，纳食减少，稍食则恶心、胃胀痛，每次仅能进少许流食，自觉胃脘痞硬不适，按之坚硬，口酸，乏力头晕，无口苦口干，无反酸、烧心、嗳气，白天嗜睡，夜眠差，大便干，2～3日1行，小便可，体重逐渐下降20kg余，近1周下降2.5～3kg，形体羸瘦，行走困难，气短少气，卧床时无力翻身，现被家属推来医治。舌质淡，苔薄白，脉细弱。

中医诊断：胃痞（脾气亏虚，中阳下陷，胃气郁滞）。西医诊断：胃下垂；糜烂性胃炎；胃息肉。

处方：生白术30g，麸炒枳壳10g，黄芪10g，姜半夏10g，柴胡9g，升麻9g，砂仁6g，莪术6g。7剂，水煎服。

二诊：2018年1月24日。现能进食小半碗流食，餐后仍恶心，不能多食，胃脘痞硬，周身畏寒，乏力，头晕，眠差，二便调。上方继服28剂。

三诊：2018年2月14日。餐后仍恶心，稍多食即恶心加重，偶有胃痛，胃胀痞满，口干乏力，心慌、头晕，眠差，大便不畅，不干，排便无力，小便可。舌质淡，苔薄白，脉细弱。

处方：生白术 30g，麸炒枳壳 10g，姜半夏 9g，竹茹 12g，砂仁 6g，山药 30g，太子参 15g，麦冬 15g，五味子 10g，茯苓 20g，菟丝子 30g，灵芝 20g，天花粉 20g，炒麦芽 30g，神曲 10g。7 剂，水煎服。

四诊：2018 年 2 月 22 日。恶心减轻，食量增加，现仍胃胀痞硬，胃痛，乏力，头晕，畏寒，心慌，眠差，大便 5 日未行。上方加炒白芍 15g，麸炒枳壳 15g。14 剂，水煎服。

五诊：2018 年 3 月 7 日。恶心消失，纳食明显增加，胃胀满痞硬减轻，大便已正常，现乏力嗜睡，口干口酸，头晕心慌，四肢发软无力，无麻木，畏寒怕冷，眠差，小便可。舌质淡，苔薄白，脉细弱。上方继服 21 剂。

六诊：2018 年 4 月 18 日。恶心消失，纳食、体重增加，乏力头晕、胃胀痞硬、口酸口干明显好转。效不更方。

之后间断服用 4 月 18 日方药治疗半年余，至 2018 年 8 月 15 日来诊述诸症皆失，饮食已正常，现可食用水果、鸡蛋等，睡眠已改善，可安稳入睡 6～7 小时，乏力明显缓解，面色红润，可自主行走 6000 余步，恶心、畏寒怕冷、胃脘痞硬基本消失，体重增加 20kg 余，与治疗前判若两人。

按语：患者因饮食不节，加之久治无效，重伤脾胃而罹患胃腑痼疾。胃下垂当属中医"胃缓"范畴。脾胃是人体气机升降之枢纽，脾升胃降相宜，则有助于胃之位置之恒定。若脾胃虚弱，升清降浊失司，清阳不升则胃腑堕坠，浊阴不降则胃气壅滞而痞满；胃失受纳，则呕恶而不能食；气血化源不足，形体失养则体倦乏力、日渐羸瘦；土不生金，肺气亏虚则少气不欲动；水精无以输布大肠而便干。治以补中益气、健运脾胃、升清举陷法为主。方中黄芪、柴胡、升麻补气升清举陷；砂仁辛温，理气醒脾；莪术虽活血化瘀，但有行气和胃消积之功，配合黄芪尤可消瘀散结；胃缓之疾，无不由升降失司所作，故枳术汤乃核心之剂，加姜半夏与升清药以斡旋中焦，配砂仁以止呕逆。脾胃本以虚极难运，故用药当精而少，以减脾胃负担，同时以补脾运脾为主，而不峻补壅补而使痼疾终愈。

案8 刘某，男，34岁。2015年10月15日初诊。

主诉：脘腹痞满3年。

现病史：3年前渐有脘腹胀满，且日趋加重，曾遍服行气降气、消食和胃中药及西药多潘立酮片、枸橼酸莫沙必利片等诸多药物治疗无效。现自述脘腹胀满，晚饭后尤重，每晚必围绕操场跑3圈（1200m）左右，胀满减轻后方可入睡，否则难以入寐，故无论寒暑冬夏阴晴雨雪，每晚跑步已为其日常必需。患者虽自觉脘腹胀满，但查体则未见明显的胀满体征，伴有郁闷急躁等症。舌质稍暗淡，苔白微腻，脉稍弦。

中医诊断：胃痞（气血瘀滞证）。西医诊断：功能性消化不良。

处方：丹参饮合金铃子散加减。

丹参30g，檀香6g，砂仁6g，延胡索15g，川楝子9g，三棱10g，莪术10g，山药20g，茯苓15g，炒麦芽30g，神曲12g，鸡内金10g。6剂，水煎服。

二诊：2015年10月22日。自述服药3剂后脘腹痞闷胀满消失，现无任何不适症状，要求再服此方巩固疗效。

按语："病人自觉腹胀满，而医者查之，未见明显的胀满体征为血瘀"，据此辨证，本案乃"无形之瘀"阻于脘腹脉络所致。选方以丹参饮合金铃子散为主。方中丹参、檀香、砂仁、延胡索、川楝子活瘀行气；复加三棱、莪术增强活瘀通络之力；攻伐之药易伤正气，故加山药、茯苓健脾益气，且不壅滞气机；炒麦芽、神曲、鸡内金健胃消食。本方主在活血化瘀，辅以行气、健脾、消食而获良效。

案9 尚某，女，30岁。2020年6月9日初诊。

主诉：胃脘痞满、灼热10余年。

现病史：自述10余年前可能为饮食原因引起胃酸，以后渐感胃胀，胃中灼热、消化不良，曾在江苏、北京等地按十二指肠溃疡、反流性胃炎等治疗，病情时轻时重。服雷贝拉唑胶囊、莫沙必利片亦未能显效。现胃脘痞满、饭后尤甚，纳差食少，时有胃痛，胃中灼热、反酸，口干苦，恶心干呕，吐苦水晨起为甚，每夜仅能睡2小时，烦躁易怒，小便黄，月经量少。舌质稍红，苔黄稍腻，脉稍弦。

中医诊断：胃痞（肝胃郁热，胃失和降，心神不宁）。西医诊断：反流性胃炎。

处方：化肝煎、栀子豉汤、枳术消食方合乌贝散加减。

青皮12g，陈皮12g，炒栀子12g，炒白芍15g，浙贝母12g，丹参30g，淡豆豉10g，生白术20g，枳实15g，炒麦芽30g，神曲12g，鸡内金15g，海螵蛸20g，金钱草30g，黄芩15g，竹茹10g，茯苓20g，生山药20g。14剂，水煎服。前医所用的雷贝拉唑胶囊、莫沙必利片继续服用。

二诊：2020年6月23日。胃热胃酸、干呕恶心基本消失，胃胀痛明显减轻，吐黄苦水明显减少，睡眠、纳食已基本正常，但时常口干，多饮水仍感口干。上方去茯苓，加天花粉15g、南沙参15g。14剂，水煎服。雷贝拉唑胶囊、莫沙必利片继续服用。

三诊：2020年7月7日。胃痛消失，口干减轻，除口中有不消化异味外，别无异常。

处方：生白术20g，枳实15g，金钱草30g，黄芩15g，陈皮12g，炒栀子12g，炒白芍15g，淡豆豉10g，炒麦芽30g，神曲12g，鸡内金15g，茯苓20g，菟丝子30g，生山药30g。21剂，水煎服。善后治疗。

按语：依据病因脉证，本案的病机核心为肝胃郁热，胃失和降，心神不宁。治疗采用时方《景岳全书》中的化肝煎加减以清肝胃郁热；以经方《伤寒论》中的栀子豉汤清心除烦；以郭教授自拟的枳术消食方运脾和胃，降逆消食；以民间验方乌贝散中和胃酸；因胆胃之气上逆，故加金钱草、黄芩、竹茹利胆止呕逆；茯苓、生山药以防苦寒伤胃；同时在治疗中依其病症变化，方随症转，完善了单用西药在治疗上之不足，中西药合璧而获效。

案10 刘某，男，52岁。2014年10月22日初诊。

主诉：胃脘痞满、嗳气6年余，恶心时吐1年。

现病史：患者自诉长年在野外工作，经常饥饱不调、饮食生冷干硬，渐致胃脘部怕凉，纳差，6年前出现胃脘部痞满不适，食量日减，稍食即饱，逐渐消瘦，并觉乏力，近1年时常恶心呕吐，特别在稍多食时尤甚，曾服吗丁啉片、莫沙必利片，前几年尚稍有效，近两年几无效果，今年入秋后病症加重。现在症：胃脘痞满不思食，恶心食不下，饮食稍有不慎则食入即吐，胃脘部发凉痞塞，腹胀、嗳气、乏力消瘦，嗜睡不欲起。查胃镜提示：浅表性胃炎。曾住院治疗，效亦不佳。体重由几年前的 75kg 逐渐下降至 55kg。面色萎黄，舌质淡，舌白苔稍厚，脉细弱。

中医诊断：胃痞（中阳亏虚，脾失健运，胃失和降证）。西医诊断：慢性胃炎；功能性消化不良。

处方：理中汤、枳术止呕方合枳术消食方。

党参 20g，麸炒白术 20g，炮姜 15g，枳壳 20g，姜半夏 12g，砂仁 10g，生姜 3 片，桂枝 6g，茯苓 20g，炒麦芽 30g，神曲 15g，鸡内金 15g，木香 12g，防风 10g，乌药 15g。14 剂，水煎服。

二诊：2014 年 11 月 5 日。恶心欲呕稍减，余症依旧同前无变化。上方桂枝加至 10g，加制附子 15g（先煎半小时），细辛 3g，白芷 12g。14 剂，水煎服。

三诊：2014 年 11 月 19 日。胃脘痞满稍感减轻，稍有食欲感，饮食略增，呕恶消失，胃脘部难受不适感亦减轻，胃脘部发凉明显减轻，仍觉乏力嗜卧。舌质淡，舌白苔稍厚，脉细弱。彩超检查结果提示：肝胆胰脾未见异常；甲状腺功能正常。上方去生姜，加黄芪 20g。14 剂，水煎服。

四诊：2014 年 12 月 3 日。胃脘痞满明显减轻，有食欲感，饮食亦增，能食 1 碗饭，呕恶消失，胃脘部难受不适、发凉均消失，自愿起床适量活动。舌质淡，舌白苔稍厚，脉细弱。上方继服 14 剂。

五诊：2014 年 12 月 17 日。稍感胃脘痞满，食欲可，饮食增，每餐可进食大半碗米饭及适量蔬菜，并喝半碗热粥。舌质淡红，舌苔薄白，脉稍细弱。

处方：党参 20g，黄芪 15g，麸炒白术 20g，炮姜 15g，枳壳 20g，姜半夏 12g，生姜 3 片，桂枝 6g，茯苓 20g，炒麦芽 30g，神曲 15g，鸡内金 15g，木香 12g，防风 10g。14 剂，水煎服，善后巩固治疗。

按语：本案患者常年野外工作，饮食饥饱不调、生冷不温，伤及中阳，五脏之伤，穷必及肾，终致脾肾阳虚，故初投理中汤等以温中健脾效不显，犹如釜底无薪，无以生土以助脾运，则阳未回而终难运。《伤寒蕴要》言附子"有退阴回阳之力，起死回生之功"，《本草正》谓附子"善助参芪之功"；白芷入胃经可散寒凝；细辛，《本草正义》载其"芳香最烈，故善开结气，宣泄郁滞，而能上达巅顶，通利耳目，旁达百骸，无微不至，内之宣络脉而疏百节，外之行孔窍而直透肌肤"；与方中党参、麸炒白术、炮姜、桂枝、茯苓、木香等药相合，温通中阳，散寒助运；黄芪、防风与枳壳斡旋升降，散结消痞；半夏、生姜为小半夏汤，加砂仁温胃和中、降逆止呕；炒麦芽、神曲、鸡内金化食和胃，运脾消积。故于临证的顽疾治疗中，用药的剂量决定治疗的成败，用药的选择更是取效的关键。

案 11　石某，男，41 岁。2014 年 6 月 10 日初诊。

主诉：胃脘痞满、时痛 8 年余。

现病史：8 年余前因时常饮酒而出现胃脘胀满不适，胃痛，烧心，反酸。在当地县医院做胃镜检查示：慢性浅表性胃炎；反流性食管炎，HP（＋）。经服奥美拉唑、兰索拉唑及四联杀菌西药，症状消失，此后每因饮酒而病情反复发作，每次均服西药缓解。今年5月下旬又因饮酒及进食辣椒而致症状加重，经服上述西药效果不理想，6月6日在河南某医院做电子胃镜检查，提示：①反流性食管炎；②慢性萎缩性胃炎？病理检查提示：（胃窦）轻度慢性萎缩性胃炎伴活动性炎，局部腺体肠上皮化生。现在症：胃脘胀满频繁发作，偶有胃脘隐痛，无饥饿感，饮食量明显减少，反酸，烧心，劳累受凉后加重，手足不温，晨起呕吐清水。舌质暗，苔白腻，脉涩缓。

中医诊断：胃痞（脾虚血瘀证）。西医诊断：①反流性食管炎；②轻度慢性萎缩性胃炎伴肠上皮化生。

处方：健脾活瘀方加减：

党参15g，白术15g，茯苓15g，山药15g，三棱8g，莪术8g，皂角刺8g，木香10g，柿蒂10g，煅瓦楞子15g，乌贼骨15g，菟丝子15g，灵芝15g，甘草3g。

二诊：2014年8月11日。以上方为主略有增减，服用60余剂后，胃脘胀满较前明显好转，未感胃隐痛，有饥饿感，饮食量增加，反酸、烧心、劳累受凉后加重基本消失，手足时不温，晨起呕吐清水。舌质暗，苔白腻，脉涩。

处方：党参15g，白术12g，茯苓12g，黄芪12g，炒山药15g，三棱10g，莪术8g，皂角刺10g，木香6g，柿蒂10g，煅瓦楞子15g，乌贼骨15g，甘草3g。60剂，颗粒剂，冲服。

三诊：2014年10月15日。胃脘痞满、反酸、烧心基本消失，饮食量及食欲恢复，手足时不温，晨起呕吐清水。舌质淡，苔白腻，脉涩。

处方：党参15g，白术15g，茯苓10g，炒山药15g，三棱

10g，莪术8g，皂角刺10g，木香6g，甘草3g。60剂，颗粒剂，冲服。

四诊：2014年12月22日。饮食基本正常，胃脘胀满、反酸、烧心、手足不温、晨起呕吐清水等症消失，舌质淡，苔白，脉缓。复查胃镜提示：①反流性食管炎；②慢性萎缩性胃炎？病理示：（胃窦）黏膜慢性炎。

按语：本案从郭教授科研观察病例中撷取，在治疗观察中非仅此四诊，而是按时段记录，故在此仅摘取四次诊治中的病程记录。慢性萎缩性胃炎多由慢性浅表性胃炎发展而来，多由饮食不节、饥饱失常、嗜食辛辣，或外邪犯胃、七情所伤、劳倦过度等损伤脾胃，使之升降失常，纳化失司，病久不愈，损伤正气，导致脾胃气虚。"气主煦之"，有温养的作用，脾胃气虚则胃失温养，可致胃黏膜萎缩。从胃黏膜微观辨证看，胃镜下可见黏膜变薄，以白相为主，甚至可见大片苍白区等气失温养之象。同时，气是推动血液运行的动力，气虚无力推动血液的运行，可致血瘀，所以，胃镜下萎缩性胃炎的胃体或胃窦部的黏膜相中所见的暗红色树枝状血管网或蓝色血管网即为血瘀的表现。据此，郭教授认为就慢性萎缩性胃炎本身而言，其病机多为脾虚血瘀证，以健脾活瘀方（由党参、白术、茯苓、黄芪、山药、丹参、莪术、三棱、皂角刺、炙甘草等组成）治疗。方中党参、白术、茯苓为四君子汤加减以益气补中，健脾养胃；与黄芪、山药同用，增强益气健脾补虚之功，立足补虚促运，从本论治；莪术、三棱、丹参化瘀通络，行血中之气；皂角刺本为托毒排脓、活血消痈之品，然郭教授经验用其疗脘腹胀满，窜透消痞之效甚佳。

诸药合用，既可健脾益气，促进纳运，又可活血通络，行气消痞，全方具有补而不滞、通不伤正、通补兼施、扶正祛邪的特点，体现了健脾活瘀方的治疗靶向。西医学实验亦表明，健脾益气方药可提高胃黏膜修复能力，提高胃壁防护作用，并可修复黏膜的萎缩、肠上皮化生与异型增生。活血化瘀类中药可改善机体微循环，扩张局部血管及微小血管，增加血流量，并可使各种营养物质的运送更加畅利，从而可逐渐逆转局部黏膜组织的萎缩，消除肠化和异型增生。临证中，郭教授以此为主要原则，治愈了多例慢性萎缩性胃炎患者。

案 12 白某，女，44 岁。2013 年 8 月 21 日初诊。

主诉：晨起胃脘痞满半月余。

现病史：平素经常饮食不规律，半月前因经常饮食过快、冷热不调等引起胃脘痞满不适，时有嗳气，饮食稍不佳则大便秘结，余无不适。2013 年 8 月 21 日检查胃镜提示：贲门炎；胆汁反流性胃炎；十二指肠球部多发息肉，较大者为 0.5cm×0.5cm。舌质稍暗，苔薄白，脉稍弦。

中医诊断：胃痞（气血瘀滞，胃气上逆）。西医诊断：贲门炎；胆汁反流性胃炎；十二指肠球部多发息肉。

方药：枳术行气方合枳术活瘀方加减。

生白术 30g，枳实 15g，厚朴 15g，木香 15g，郁金 15g，香附 15g，三棱 10g，莪术 10g，皂角刺 10g，乌梅 10g，炒决明子 25g，炒莱菔子 30g。14 剂，水煎服。

二诊：2013 年 9 月 4 日。胃脘痞满减轻，嗳气消失，饮食量减，大便已软。上方去炒决明子、郁金，加炒麦芽 30g，鸡内金 10g，神曲 10g，炒牵牛子 3g。11 剂，水煎服。

三诊：2013 年 9 月 25 日。饮食可，胃脘痞满减轻，小便时有灼热感，上方白术减为 15g，加瞿麦 30g、萹蓄 30g。21 剂，水煎服。

四诊：2013 年 10 月 23 日。胃脘痞满再减，小便仍时有灼热感，大便有排不净感，上方加白茅根 30g、桔梗 10g。28 剂，水煎服。

五诊：2013 年 11 月 13 日。现已无胃脘痞满、小便灼热等症，上方去白茅根、瞿麦、萹蓄，加党参 10g、黄芪 10g。12 剂，水煎服。

六诊：2013 年 11 月 27 日。患者无不适感，上方继服 20 剂而停药。2014 年 2 月 28 日胃镜复查结果提示：食管正常，少量胆汁反流，十二指肠球部多发息肉已消失。

按语：患者主症为胃脘痞满，辨证为气血瘀滞，胃气上逆，主要治法为降气活血。药以枳实、厚朴、木香、郁金、香附行气降气；三棱、莪术活血化瘀；皂角刺、乌梅散结消息肉。在诊治中，加炒麦芽、鸡内金、神曲以助消化，白茅根、瞿麦、萹蓄清膀胱热邪，适量党参、黄芪以健脾益气。药后胃脘痞满等症得消，胃镜复查十二指肠球部多发息肉消失。

消化道息肉的主要临床症状有时与其多少、大小等有关，大者可胃镜下切除，而对于 0.5cm 左右的小息肉，特别是炎性、增生性的，常可以用中医药治疗。由于息肉望之有形可见，故为"积证"范畴，中医谓"积是固定不移，病在血分"，治疗必用活瘀软坚散结之药。《本草备要》谓莪术"破气中之血，化瘀通经"；《中药学》载三棱"破血作用比莪术强，而行气止痛之力则稍逊"，故对于血瘀重者二者常同用；皂角刺活血功擅透散，《本经》载乌梅"蚀恶肉"。故郭教授在临床上常以四药联用治疗多种部位的息肉，但需建立在明确息肉性质的基础上。

第三节　呕吐

一、概述

呕吐是指胃失和降，气逆于上，迫使胃中之物从口中吐出的一种病证，在消化系统的疾病中，常见于急性胃炎、胃黏膜脱垂症、幽门痉挛、幽门梗阻、贲门痉挛、十二指肠壅滞症，以及肠梗阻、急性胰腺炎、急性胆囊炎等疾病的发病过程中。呕吐的发病机理总为胃失和降，胃气上逆。临床分虚实两大类：实证因外邪、食滞、痰饮、肝气等邪气犯胃，以致胃气痞塞，升降失调，气逆作呕；虚证为脾胃气（阳）虚、阴津不足，运化失常，失于和降所致，慢性呕吐则以虚实夹杂者更为多见。有关本病早在东汉张仲景《金匮要略》中即对其脉证治疗有所阐述，并创立了行之有效的治疗方剂，如小半夏汤、大半夏汤、生姜半夏汤、吴茱萸汤、半夏泻心汤、小柴胡汤等；唐·孙思邈《备急千金要方·卷十六·呕吐哕逆》篇载"凡呕者，多食生姜，此是呕家圣药"，《丹溪心法·呕吐》认为"胃中有热，膈上有痰者，二陈汤加炒山栀、黄连、生姜。有久病呕者，胃虚不纳谷也，用人参、黄芪、白术、香附之类。大抵呕吐以半夏、橘皮、生姜为主"，提出了治疗呕吐的专方专药。郭教授临床在辨证论治基础上联合专方专药治疗，常用枳术汤方与张仲景的小半夏汤及竹茹、生姜等药组成枳术止呕方治疗呕吐。

呕吐一证，中医认为，其病位虽然在胃，但与肝、脾、胆有密切关系，从西医的视角来看，亦可见于许多疾病，故对于慢性呕吐反复发作者，借助现代检查明确诊断亦甚为重要。如胃镜可明查胃黏膜的情况；上消化道钡餐透视可了解贲门、幽门口关闭情况及十二指肠球腔的改变；若呕吐不止，伴有腹胀、矢气减少或无大便者，可做腹部 X 线片及腹部彩超，以了解有无肠梗阻；若患者呕吐不止，伴有尿少、浮肿则必查肾功能，以排除肾功能衰竭、尿毒症所致的呕吐；若患者暴吐呈喷射状，应做头部 CT 或 MRI 检查以排除颅脑占位性病变，也可做腹部彩超以了解胆囊与胰腺的情况，必要时化验血、尿淀粉酶；若呕吐不止，需查电解质，以了解有无电解质紊乱。育龄期妇女应化验小便、查妊娠试验等。通过以上检查来明确诊断，从而采取正确的治疗措施。

二、典型医案

案 1 刘某，女，63 岁。2013 年 5 月 5 日初诊。

主诉：胃胀痛反复发作 10 年余，食即呕吐 20 余天。

现病史：自述年轻时因早、中、夜三班倒的工作，生活饮食不规律，于 10 余年出现胃痛反复发作，先后曾做 4 次胃镜，均提示十二指肠溃疡及糜烂性胃炎等，服西药胃舒平片、奥美拉唑胶囊等药可使病情缓解，但每易复发。2007年胃病再次发作，出现不能食、食即呕吐、胃痛胃胀等症，服健脾和胃、降逆止呕等中药，西药雷贝拉唑钠肠溶胶囊、莫沙必利片等效果不佳。上消化道造影检查结果提示：十二指肠球部不全梗阻，慢性胃炎。从钡餐造影上观察，患者服钡餐3小时后仍有大量的钡存留胃中。由于口服药物不佳，患者即行十二指肠球部手术，但术后则出现反酸、口苦，时常胃痛、烧心等症，每日仅能进食少量食物，平躺时食物可从胃反流至口中，服中西药物治疗，服药时病情可稍减轻，但停药后病症如故。2002年，患者行第二次手术，术后7天医生嘱其少量进流食时，又出现食后即吐、不能进食、食多少吐多少、嗳气臭秽、上腹部胀满等症，每日靠输营养液等维系生命。医生诊断为胃瘫。由于药物治疗无效，即采用插入胃空肠营养管，以促进胃肠蠕动的方法促使其功能恢复，但患者的胃历经两次手术后形态有所改变，故多次插管，管子总是盘曲在胃中，难以下行至十二指肠段，医生又采用在X线引导下插管。X线下可见到管子进入十二指肠，但医生一松手，管子即被弹回至胃中，反复多次不能成功，插管无效便考虑行第三次手术，但患者经两次手术后十分畏惧，便希望尝试以中药治疗。现患者不能饮食，食后即吐，吐出的食物异常腐秽，口干，疲惫无力，面色萎黄，形体消瘦。舌质淡，舌体胖大有齿痕，舌苔厚腻，脉细弦无力。

中医诊断：呕吐（脾虚胃滞，瘀血阻络证）。西医诊断：术后胃瘫。

处方：枳术汤加味。

生白术 20g，枳实 15g，太子参 15g，茯苓 15g，生山药 20g，木香 12g，陈皮 10g，半夏 10g，砂仁 8g，蒲黄 10g，莪术 10g，三棱 10g，炒麦芽 30g，鸡内金 15g。3 剂，浓煎，口服。

嘱患者家属，患者服药后关闭胃管，两小时后再开放胃管，若药汁不下，可从胃管中引流出。

二诊：2013 年 5 月 8 日。患者服药后觉腹中有肠鸣音，并有矢气排出，再于上方基础上加枳实 18g，5 剂浓煎，服法同上。

三诊：2013 年 5 月 13 日。胃胀痛减轻，已可进少量流质饮食，上方 5 剂浓煎继服。

四诊：2013 年 5 月 18 日。胃胀痛等症基本消除，可进半流质饮食，以后在上方基础上加减治疗 1 月余，患者已可正常饮食，嘱其注意勿食酸辣甜硬食物及勿多食，后仅于饮食不慎时有胃胀反酸，较前期未治疗已好转甚多。

按语： 患者因生活饮食失宜伤及脾胃，使脾失健运，胃气郁滞，胃络受损而罹患胃病，多年来反复发作，以致中气亏虚，瘀血阻络影响胃之和降，而致不能饮食、食即呕吐、胃痛胃胀等症。首次术后，胃腑伤损，胃失和降，上逆而食不下。由于术后改变了胃腑的形态，影响其功能的正常发挥，故服药则略好，停药则依然，故不得已行二次手术。二次术后为以后胃功能复常奠定了基础，但术后胃瘫又致患者水米难进，在欲行第三次手术前终以中医药治疗，使患者多年罹患的病痛得以解除。

本例治疗采用中医辨证论治与西医辨病及手术治疗综合的方案。首次术前若非经上消化道造影则未知十二指肠局部所形成的器质性梗阻，而此病变非药物所能改变，故非此检查则再悉心辨治恐亦未能有效，首次术后所导致的反流仅靠药物治疗亦未能改善，故需第二次手术，但术后的胃瘫则以中药治疗而使本病终得痊愈。

中医药治疗以医圣张仲景的枳术汤义为方中主导，白术与太子参、茯苓、生山药平补脾胃，是考虑患者久病术后多日不食，脾胃之气大伤之故；枳实、木香行气降气，促使胃气和降；合陈皮、半夏寓二陈汤方加砂仁以化湿而有利于健脾；蒲黄、莪术、三棱活血化瘀而不伤胃络；炒麦芽、鸡内金使入胃之食更易化除。方药集健脾益气、降气通腑、化瘀通络、消食和胃于一体，消除胃腑阻滞的各种病理因素而使经年的病痛得以消除。

案2 吴某，男，53岁。2017年9月19日初诊。

主诉：胃痛20余天，呕吐3天。

现病史：患者因近期工作夜以继日，饮食生活失宜，劳倦过度而于20天前引起胃痛，住入某医院治疗，病情略减便出院继续紧张工作致病情复发而来诊。现胃脘灼痛，纳差，呕吐泛酸，口干苦，周身乏力，溺黄便溏。胃镜检查结果提示：胆汁反流性胃炎；糜烂性胃炎。以中药疏肝泄热、和胃止痛为主治疗后，胃脘灼痛、口干苦等症基本消失，但患者因多日纳差食少，甚感体虚，家人急欲其恢复身体，便让其进食鱼汤、鸡汤等叠加峻补，致其呕吐频频，片刻不能自已，日进食不足两许，予以输液及投服清热化湿、降逆止呕之剂无效，已持续3日，望其形瘦身疲，声微而喘，动辄心慌。舌质暗淡，苔薄乏津，脉弱而数。

中医诊断：呕吐（气阴大伤，胃气上逆）。西医诊断：胆汁反流性胃炎；糜烂性胃炎。

处方：生山药90g，太子参30g，石斛20g，竹茹20g，枳壳6g。3剂，水煎服。

嘱患者将所煎药液每次不拘量、不拘时，少量频服，1剂于1日内服完。次日诊视，患者呕吐已止，继进3剂，诸症已失，渐思饮食，食量逐增，上方加焦三仙各10g以防食滞，再进5剂而愈。

按语：患者经治疗胃脘症状方消，脾胃尚虚，骤经暴食后伤及胃气，致剧烈呕吐频作且无休止，脾胃气阴益伤，胃失濡养，和降失常，又复增呕势。张景岳云："又或虽有停滞，而中气虚困不支者，是又所急在虚，不得不先顾元气，而略参清理。"遵其法以补虚为主治之，立健脾养阴、和胃降逆、清理虚热之法。方以生山药、太子参健脾补气益胃为主；石斛、竹茹生津止呕为辅；以少量枳壳防补而壅滞之弊。药证相宜，使脾气得健，胃得濡养，和降如常，故1剂即吐止。

本案的病机核心为胃气大伤，胃气上逆，故在本案治疗中以大量生山药为君药，具有补脾胃、益气阴、补虚劳、益气力之功，该药为平补脾胃的要药，然其作用平正和缓，对此急症重症，非量大不足以收功。如《本草正义》有"山药，能健脾补虚……，治诸虚百损，疗五劳七伤"；《本草求真》谓山药"气虽温而却平，为补脾肺之阴……，不似黄芪性温能补肺阳，白术苦燥能补脾阳也"；《药品化义》载"山药，温补而不骤，微香而不燥"。竹茹甘能和胃，寒能清热，为清胃止呕之专药，《本经逢原》谓竹茹"清胃腑之热，为虚烦、烦渴、胃虚呕逆之要药"。故二者联用，对胃虚兼热之呕逆相得益彰。

案3 刘某，女，81岁。2017年6月16日初诊。

主诉：间断性发热呕吐、纳差1年余。

现病史：近1年来平均20天左右住院1次，1年来已住院15次，每次均以高热伴呕吐、不能进食入院，检查结果均为胆结石、胰腺炎。发热时体温高时可达40℃，伴纳差、呕吐，呕吐物有轻微酸腐味，大便干结，治疗均需禁食、输注药物10余天或半个多月，病情控制便出院，但出院不多时病症即再度复发。近期已连续住院3次，本月4日末次住院，入院后又予输液等治疗，3日后患者实难忍受，便自行拔下输液针出院，转以中药治疗。现在症：恶心欲呕，纳差不欲食，神疲乏力，便秘，由家人以推车代步来诊。舌质稍红，苔薄黄腻，脉濡略数。

中医诊断：呕吐；胆石证（湿热内蕴，胃虚气逆证）。西医诊断：胆结石；胰腺炎。

处方：枳术止呕方合枳术消食方加减。

生白术30g，枳壳15g，金钱草20g，香附15g，太子参15g，茯苓20g，清半夏10g，砂仁10g（另包，后下），炒麦芽30g，神曲15g，鸡内金15g，炒决明子25g，炒莱菔子30g。7剂，水煎服。

胆舒胶囊，每服2粒，每日3次。复方消化酶胶囊，每服1粒，每日3次。

二诊：2017 年 6 月 29 日。服药期间病情未复发，恶心欲呕消失，并可适量饮食，要求以上方治疗，续服 11 剂。胆舒胶囊、复方消化酶胶囊继服。

三诊：2017 年 8 月 1 日。体温正常，无呕吐，纳可，大便正常，两日 1 次。10 剂，水煎服。胆舒胶囊、复方消化酶胶囊继服。

四诊：2017 年 8 月 25 日。纳可，余无不适。因用小包装饮片，故处方剂量调整如下。

方药：生白术 30g，枳壳 12g，金钱草 30g，香附 12g，太子参 15g，茯苓 18g，清半夏 9g，砂仁 9g（另包，后下），炒麦芽 30g，神曲 15g，鸡内金 10g，炒决明子 20g，炒莱菔子 25g。10 剂，水煎服。

胆舒胶囊：每服 2 粒，每日 3 次。

五诊：2017 年 12 月 26 日。患者自服药以来未曾发病。精简处方如下，嘱患者无不适可停药一段时间后再服药。

处方：金钱草 30g，海金沙 30g，生白术 30g，枳壳 12g，香附 20g，郁金 12g，乌药 12g，鸡内金 12g，炒麦芽 30g。

胆舒胶囊，每服 2 粒，每日 3 次。10 剂，水煎服。

六诊：2016 年 4 月 6 日。患者无不适，且自服药后一直未再发病，现仅服胆舒胶囊善后治疗。

按语： 本案患者因胆石症引起胰腺炎反复发作，因实难坚持输液，更不愿反复发作而无休止地住院而来我处希望以中药治疗。本案采用中医辨证与西医辨病相结合的方法，因患者每次发病的病因均为胆囊结石的不完全性梗阻，故治疗的关键为疏利胰、胆为要。中医学认为胆附于肝，内藏胆汁，在肝疏泄功能正常的情况下，调节与分泌胆汁，以助脾胃运化功能，故本案的病因虽主在"胆"，但却与肝、脾、胃等脏腑功能的正常发挥密切相关。患者病发时发热、呕吐、苔薄黄腻等为肝胆郁滞化生湿热，肝气犯胃、胃失和降，胆气上逆，胃气随湿热上泛所致。现患者纳差、恶心、乏力、便秘，为脾胃气虚，肠腑不通所致，故治疗围绕肝、胆、脾、胃、肠五脏腑，既从根源治其肝胆，又从脾胃顾及后天，还从肠道通其腑。药以生白术、太子参、茯苓健脾益气；金钱草、香附清利肝胆；清半夏、枳壳、砂仁、炒麦芽、神曲、鸡内金和胃止呕，降逆消食；炒决明子、炒莱菔子润肠行气通腑。诸药合用，使肝木条达，胆腑不郁，脾气健运，胃气和降，肠腑得通而疾病得以控制。

因胆结石为病发之源，非朝夕之力即可排出，又因患者年事已高，亦非手术必行之事，为防复发，嘱其在停服汤药后，常服胆舒胶囊以坚持利胆治疗。3年后随访，本病亦一直未再复发。

案4 李某，男，86岁。2018年10月16日初诊。

主诉：胃病30余年，现纳食不下，食后即吐，胃脘胀痛3个月余。

现病史：30年因经常饮酒出现胃穿孔，后行穿孔修补术，曾因感染幽门螺杆菌反复引发十二指肠球部溃疡，又因反复溃疡导致幽门狭窄、梗阻，就诊于某医院，输注及服用西药效果不佳。胃镜检查结果提示：慢性非萎缩性胃炎；胃溃疡；胃潴留；幽门不全梗阻伴狭窄；反流性食管炎（C级）；幽门螺杆菌感染。现在症：纳食不下，食后即吐，胃脘部胀满疼痛，嗳气频作，反酸烧心，食欲不振，乏力，下肢水肿。舌质淡，舌体胖大，苔白滑，脉细弱。

中医诊断：呕吐；胃痛（脾胃气虚，胃气上逆，气滞络阻证）。西医诊断：慢性非萎缩性胃炎；胃溃疡；胃潴留；幽门不全梗阻伴狭窄；反流性食管炎；幽门螺杆菌感染。

处方：枳术止呕方合枳术行气方加减。

生白术20g，枳壳20g，太子参15g，党参25g，郁金10g，香附10g，厚朴10g，木香10g，乌药15g，姜半夏12g，砂仁9g（另包，后下），莪术9g，丹参15g，皂角刺6g，生姜5片引。14剂，水煎服。

二诊：2018年12月11日。自述服7剂后即能食，胃脘偶有微痛感，呕吐、嗳气、反酸、烧心基本消失，饭后胃脘有胃胀堵塞感。因呕吐已止，更方于下：

处方：党参25g，黄芪10g，太子参15g，生白术20g，枳壳20g，香附10g，厚朴10g，木香10g，乌药15g，姜半夏12g，三棱9g，莪术10g，炒麦芽30g，神曲15g，鸡内金10g。21剂，水煎服。

三诊：2018年1月21日。纳食觉香，食量增加，无呕吐、嗳气，反酸、烧心未作，仍双下肢水肿，上方黄芪加量至15g，加车前子30g、茯苓15g。21剂，水煎服。

四诊：2019年3月19日。诸症基本消失，仍感乏力，上方加仙鹤草30g，14剂，水煎服。

按语：患者年逾八旬，罹患胃病30余年，胃疾反复发作，局部病变多发，内伤久病，中气不足，胃虚不能受盛水谷，脾虚不能化生精微，胃气壅滞，食滞于中，上逆而致呕吐、嗳气、反酸、烧心、胃脘胀痛等症；脾虚失运，水湿内停而致下肢水肿，舌脉皆脾胃气虚之象。生白术、太子参、党参健脾以实中土；枳壳、郁金、香附、厚朴、木香、乌药理气以行郁滞；姜半夏、砂仁、生姜醒脾开胃，降逆止呕；莪术、丹参、皂角刺活瘀通络止痛。诸药合为补通并行之剂，使胃纳脾运升降复常则呕吐诸症消失。

本案患者年高病久，虚瘀滞并见，乃虚实夹杂之证。治以健脾行气、降气活瘀、和胃止呕为主，既注重宏观辨证的治疗，又关注微观局部病变的施药，而且体现出辨证论治与专方专药的结合运用，综合治疗而使病愈。

案5 杨某，男，68岁。2019年3月7日初诊。

主诉：反复胃胀3个月，呕吐1个月。

现病史：3个月前因食肉包后引起胃胀胃堵等症，在当地医院服消食行气等药后症状消失，1个月前又出现胃胀、呕吐，且较第1次胃胀为甚，再次服药后又减轻，如此反复发作近半个月，常觉将胃内食物吐净后方感舒适。由于病情反复发作，即到某省级医院住院检查并进行输液、插胃管禁食等治疗。胃镜检查结果提示：反流性食管炎；糜烂性胃炎伴胆汁反流；十二指肠狭窄性质待定；异位胰腺。在胃肠内科未查出明确病因后告知可尝试饮食，但食后又呕吐而转至外科，CT检查结果提示：符合胡桃夹综合征表现；十二指肠淤滞；胰腺强化欠均匀；周围脂肪间隙模糊；肝多发囊肿。建议做空肠 – 胃吻合术，患者不愿手术而来诊。现在症：胃胀胃堵，呕吐，嗳气，纳差，无饥饿感，大便困难。望之形容憔悴，鼻插胃管，目前禁食。舌质暗，苔白厚腻，脉细弱。

中医诊断：呕吐（胃肠壅滞，气血瘀阻，脾胃气虚证）。

西医诊断：反流性食管炎；糜烂性胃炎伴胆汁反流；十二指肠狭窄性质待定；十二指肠淤滞？胰腺疾病待查？肝多发囊肿。

处方：先暂以大承气汤加味。

大黄 10g（另包，后下），芒硝 5g，厚朴 18g，枳实 15g，莪术 12g，太子参 18g。3 剂。颗粒剂冲服。嘱患者家属以少量水溶化颗粒药，口服药液后关闭鼻饲管，1 小时后开放引流管观察梗阻的情况。

二诊：2019 年 3 月 12 日。当晚服药，夜间即肠鸣矢气。3 剂后胃胀胃堵、嗳气、恶心、呕吐均消失，苔厚腻已去，纳尚可，大便不成形、日 2 次，更方如下。

处方：黄芪 12g，党参 15g，生白术 30g，茯苓 20g，枳实 15g，生山药 30g，厚朴 15g，乌药 15g，莪术 10g，三棱 10g，炒麦芽 30g，神曲 15g，鸡内金 15g，炒牵牛子 3g，刀豆子 30g。14 剂，颗粒剂，冲服。

按语：本案患者有胃疾多种，且因饮食失宜，进食油腻不易消化之品，以致食滞不化，壅塞胃脘，胃气不降，上逆而为呕吐、嗳气、胃胀痞塞、纳差、无饥饿感；肠道传导失司则大便困难；病经 3 个月，不能进食则更伤脾胃，致脾胃气虚，纳运益加无力而复加重病情。该案病机虽多复杂，但通腑止呕则为刻下之首务，分两段法治之。

急则治其标，故初以通腑消胀为主。首方以大承气汤加味，以大黄、芒硝通腑泻下，消痞除满，以降胃气；厚朴、枳实、莪术行气通络消滞，助硝、黄以推荡积滞，通其肠腑；

太子参顾护后天，益气健脾，以防攻伐太过伤及脾胃。药后大便得通，胃脘诸症消失，积滞得以消除。

患者体虚病重，腑实消后，缓则治其本。二方转为补益为主，以黄芪、党参、生白术、茯苓、生山药健脾益气；枳实、厚朴、乌药、三棱、莪术、刀豆子行气降气，活血通络；炒麦芽、神曲、鸡内金、炒牵牛子开胃消食。诸药合为健脾益气为主、行气通络消食为辅之剂，使脾胃纳化功能复常，积滞无由以生而从远图治。

大承气汤为峻下热结剂，主治阳明腑实证，如大便不通、脘腹痞满、腹痛拒按、苔黄燥或焦黑等症，然临床应用不必完全拘泥。本案因饮食所伤，见胃脘胀满痞塞，呕吐便难，苔白厚腻之积滞于中之象，故急用大承气汤加味消痞通腑，使积滞去、痞满消，而后可以补益之剂善后治疗，故临证病分轻重缓急为中医治疗的重要特色之一。

案6 林某，男，67岁。2019年4月13日初诊。

主诉：饮食极差，稍多食即呕吐10个月。

现病史：胃病多年，症状时轻时重，常服吗丁啉等药物，10个月前发展至饮食不下，在当地医院做胃镜检查，结果提示贲门癌，即入院手术，术后化疗4个周期（21日为1个周期），化疗后头晕乏力，后口服化疗药物，但因副作用太大而停服，改服其他西药效果不佳。现术后10个月，饮食极差，稍多食即呕吐，如食小半碗食物即从口腔、鼻腔一起涌出，手术创口处疼痛，体重由80kg降至40kg，面黄肌瘦，虚惫已极，无力行走，不欲动，动则气喘，形体消瘦。舌质淡，苔稍白腻，脉细弱。

中医诊断：呕吐（脾胃大虚，痰湿瘀阻，胃气上逆证）。

西医诊断：贲门癌术后。

处方：六君子汤、枳术消食方合失笑散加减。

党参15g，黄芪15g，太子参15g，生白术20g，茯苓15g，枳壳12g，姜半夏12g，陈皮10g，生薏苡仁30g，五灵脂9g，蒲黄10g，杏仁10g，郁金12g，炒麦芽30g，神曲15g，鸡内金10g，炒牵牛子3g。14剂，水煎服。每日1剂，药汁多次分服。

二诊：2019年4月29日家人来郑代述，药后饭量增至两小碗，呕吐已极少出现，身体较前有力，现可持续上至4楼，精神较好，时常散步。因时有失眠，上方加夜交藤30g、合欢皮30g。28剂，水煎服。服法同上。

按语：本案贲门癌术后化疗伤及脾胃，中气大虚，脾虚纳运无力，食滞胃气上逆致呕；脾虚无以化生精微，胃虚而不受纳时日既久，精血益虚，四肢肌肉无以禀水谷之气而形体益加虚愈。《素问·通评虚实论》云："邪气盛则实，精气夺则虚。"遵《内经》"虚者补之，损者益之"之法：以党参、黄芪、太子参、生白术、生薏苡仁健脾益气促运固本为主；枳壳、炒麦芽、神曲、鸡内金消食化滞和胃为辅；又因术后必有离经之血、痰湿留滞于局部，故以陈皮、姜半夏、茯苓之二陈汤，意在化痰利湿，降逆止呕；蒲黄、郁金、杏仁活血化瘀，通络降气。药后脾胃纳化之职渐复，形体得养，痰瘀亦渐通化，故呕吐等症渐失。方中党参、黄芪、太子参三者合用，补气健脾之力益增，可迅速改善气虚诸症，同时，通过健脾益气为主药治疗后，纳食、气力大增，证实了"有胃气则生，无胃气则亡"，"留得一分胃气，便有一分生机"。

第四节　泄泻

一、概述

泄泻是以排便次数增多，粪质稀薄或完谷不化，甚至泻出如水样为主症的病证，可见于消化器官发生功能或器质性病变导致的腹泻，如西医学的急性肠炎、肠易激综合征、吸收不良综合征、肠道肿瘤、肠结核以及由其他脏器病变影响消化吸收功能所致的泄泻，为临床常见疾病之一。

泄泻病因虽然复杂，但其病机关键为脾虚湿盛，故运脾化湿为泄泻的治疗核心。郭教授认为就中医临床治疗而言，大多以慢性泄泻者多见，治疗亦常以健脾益气法为主，同时，由于慢性泄泻病发日久，反复不已，常伴见中阳亏虚，或中气下陷，或肾阳不足，或滑脱不禁，或肝气乘脾等，治疗时常配合温中、升提、温肾、固涩等法，而土虚木乘、肝气犯胃者，则需抑肝扶脾等。

作为医者，临床中对于一些特殊性质的泄泻，还当以中医辨证与西医辨病相结合的方法，借助西医学检查方法明确病因，从而施以更为妥善的治疗，不致误诊而延误病情。如粪便检查，观察患者新鲜粪便的量、质及颜色；显微镜下粪检血细胞数及病原体；粪便培养找出病原菌等。慢性泄泻可行结肠内窥镜检查以直接观察，或通过采取渗出物、镜检或培养、活体组织协助诊断，以排除肠道肿瘤。钡灌肠 X 线检查可明确病变部位；腹部 B 超或 CT 等检查有助于胰腺病变等疾病的诊断。此外，一些全身性疾病如甲亢、糖尿病、慢性肾功能不全等引起的腹泻，亦可借助相关检查而明确诊断，从而制定完善的治疗方案。

二、典型医案

案 1 邢某，女，71 岁。2019 年 1 月 23 日初诊。

主诉：间断性腹泻 7 年，加重半年。

现病史：患者于 7 年前曾做食管癌手术，术后出现腹泻，每次发作无诱因。夜间腹泻尤甚，重时夜间 6～7 次，白天 3～4 次；轻时夜间 5 次，白天不发作。近半年发作次数较前增加且症状加重，每 3～5 日发作一次，每次自服氟哌酸及阿莫西林胶囊可控制。现每日腹泻 5～6 次，泻前腹痛肠鸣，随之泻如水样，便中无黏液、脓血、泡沫及不消化食物，泻后痛减，脘腹怕凉。舌质淡，有瘀斑，苔稍厚，脉细弱。

中医诊断：泄泻（脾肾阳虚证）。西医诊断：胃肠功能失调。

处方：理中汤合四神丸加减。

党参 15g，黄芪 15g，炒白术 20g，炮姜 10g，茯苓 20g，炒山药 25g，炒芡实 20g，诃子 15g，肉豆蔻 15g，补骨脂 10g，吴茱萸 5g，五倍子 4g，炙甘草 5g。15 剂，水煎服。

二诊：2019 年 2 月 8 日。腹泻较前好转，大便不成形，日 2～3 次，便前仍有腹痛，偶有恶心、呕吐，呕吐物为唾液，纳眠可，舌脉同前。上方加防风 5g、炒白芍 12g、陈皮 10g、姜半夏 9g。15 剂，水煎服。

三诊：2019 年 2 月 25 日。腹泻进一步好转，日 2 次，仍不成形，恶心、呕吐消失，便前有轻微腹痛。上方防风加至 9g，五倍子 6g。15 剂，水煎服。

四诊：2019 年 3 月 11 日。大便基本成形，日 1 次，口稍干，夜间明显，余无不适。15 剂，水煎服。

按语： 一般而言，暴泻多为实证，多由湿盛伤脾，困阻中焦所致；久泻多为虚证，因脾气脾阳不足或由他脏累及。《景岳全书·泄泻》载"有命门火衰作泻而小水不利者"，即肾虚火不暖脾，水谷不化而致泄泻。本案术后泄泻日久，致脾肾阳气不足，完谷不化，湿盛困脾，使泄泻日益加重，治当温肾健脾、固涩止泻。方选理中汤合四神丸加减。方中党参、炒白术、炮姜、茯苓、炒山药、黄芪、炙甘草温中健脾；肉豆蔻、补骨脂、吴茱萸、芡实、诃子、五倍子温肾收涩；因患者泻前腹痛肠鸣，泻后痛减，具有痛泻之特点，故二诊加用陈皮、炒白芍、防风合为痛泻要方，以调和肝脾、祛湿止泻。

案 2 刘某，男，50 岁。2019 年 5 月 24 日初诊。

主诉： 大便次数增多，日 4～5 次，甚则 20 余次，已 6 年余。

现病史： 6 年前因经常饮酒逐渐引起大便次数增多，以晚饭饮酒后为甚，大便次数与饮酒量成正比，即多饮则便次多、少饮则便次少，最多时夜间达 20 余次，整夜难寐，且伴有腹痛下坠等症，凉食后亦加重。现大便日 4～5 次，一般晨起 1 次，早饭后 1 次，午饭至夜间 2～3 次。曾做肠镜检查提示：慢性结肠炎。舌质淡，苔中部稍黄腻，脉稍弱。

中医诊断：泄泻（脾虚肝郁，兼有湿热证）。西医诊断：慢性结肠炎。

处方：痛泻要方加味。

炒白术 20g，茯苓 20g，炒白芍 15g，防风 9g，陈皮 12g，黄连 12g，马齿苋 30g，炒山药 30g，炒芡实 20g，诃子 15g，五倍子 6g，车前子 30g，肉豆蔻 15g，升麻 9g，苍术 12g。7 剂，颗粒剂冲服。

二诊：2019 年 6 月 2 日。每日大便为晨起 1 次，饭后 1 次，有时午饭后 1 次，但较前稍稠，近日饮酒（量较大）后夜间未腹泻。腹部坠痛消失，腹部未见明显怕凉。上方茯苓加至 30g，黄连 15g，诃子 18g。7 剂，颗粒剂冲服。

三诊：2019 年 6 月 12 日。白天大便 2～3 次，基本成形，病情稳定，酒后未见腹泻，但觉首诊方效果最为显著，故继服首诊方 7 剂，颗粒剂冲服。

四诊：2019 年 6 月 20 日。大便每天 2 次，已成形。首诊方去车前子。8 剂，颗粒剂冲服。

按语：该患者因经常饮酒而致泄泻，且大便随酒量的多少而增减，酒可生湿热，但患者亦因凉食后加重，可知亦有虚寒，而下坠腹痛者乃久泻伤脾，气虚下陷所致，故治疗围绕三个核心原则，仅侧重点不同而已。方中炒白术、茯苓、炒山药、炒芡实、诃子、五倍子、车前子、肉豆蔻重在健脾祛湿止泻；黄连、马齿苋清肠中湿热而止泻；炒白芍、防风、陈皮、升麻缓急止痛，升清止泻，与白术相伍亦有痛泻要方之义。本方寒热并用，但以温中健脾为主，清利湿热、升清止泻为辅而愈之。

久泻必致脾虚，酒食蕴生湿热，故健脾之中必以清利湿热之品伍于其中，这是本案的特点之一；久泻常有气虚下陷，加之患者下坠腹痛，需加升提之药；病重时泻下无度，为缓其急迫，取痛泻要方治之亦甚为重要。

案3 吴某，女，62岁。2020年4月17日初诊。

主诉：术后化疗腹泻、纳差1年余。

现病史：自述于2019年1月底食硬米饭引起胃痛，因当时工作繁忙而未治疗，延至3月因腹痛愈甚做肠镜检查提示肠道肿瘤，于2019年4月2日在省级某医院行肠道淋巴肿瘤切除术，将回肠盲肠交接处切除约30cm。病理检查提示：弥漫大B淋巴瘤。术后已化疗8个周期，体重由52.5kg降至40kg。现腹泻，纳差，每顿饭仅勉强进食半碗稀粥，不能吃带油食品及其他补益食物，稍食即泻。现仍35天化疗1次，大便不成形，日3～5次，饱食即泄，周身极度乏力，时嗳气，矢气频，眠差，小便调，胃怕凉。舌质淡，苔厚腻，脉细弱。

中医诊断：泄泻、纳差（脾阳亏虚证）。西医诊断：肠弥漫大B细胞淋巴瘤术后。

处方：党参15g，黄芪15g，麸炒白术30g，茯苓15g，麸炒薏苡仁30g，盐菟丝子15g，盐车前子30g，灵芝20g，麸炒芡实20g，诃子肉15g，佩兰10g，煨木香10g，黄连8g，炒麦芽30g。7剂，水煎服。

二诊：2020 年 4 月 24 日。大便成形，日 1 次，但进食烩面后大便带有黏液，进食不慎则矢气频，夜寐欠佳，小便调，胃怕凉。舌脉基本同上。上方加首乌藤 30g，合欢皮 30g，炒神曲 20g，炒鸡内金 12g。7 剂，水煎服。

三诊：2020 年 5 月 5 日。大便所带黏液量减少，矢气臭，睡眠好转，胃怕冷。上方加陈皮 12g 以畅胃肠之气。继服 7 剂。

四诊：2020 年 5 月 11 日。2 天前进食硬质食物后出现水样腹泻，肠鸣，服药期间时有矢气，现大便稍溏，纳眠均可。

处方：党参 15g，黄芪 15g，麸炒白术 20g，茯苓 18g，麸炒芡实 15g，麸炒薏苡仁 30g，黄连 12g，马齿苋 30g，诃子肉 12g，灵芝 20g，佩兰 10g，煨木香 10g，盐车前子 30g，盐菟丝子 30g，陈皮 12g。7 剂，水煎服。

五诊：2020 年 5 月 19 日。大便基本正常，日 1 次，纳食增加，但食欲稍差，肠鸣好转，两胁稍不适，夜寐正常。舌质淡，苔微厚，脉细弱。患者大病久病，必情志压抑，故加香附以疏肝和胃，加大黄芪用量以健脾益气。

处方：党参 15g，黄芪 30g，麸炒白术 20g，茯苓 20g，麸炒山药 20g，盐菟丝子 30g，灵芝 30g，麸炒芡实 20g，诃子肉 15g，炒麦芽 30g，炒神曲 10g，炒鸡内金 12g，醋香附 15g，盐车前子 30g。7 剂，水煎服。

六诊：2020 年 5 月 26 日。患者身高体瘦形弱，上方加防风 9g、升麻 9g 以升阳益胃。5 剂，水煎服。

七诊：2020 年 6 月 30 日。现体重增加 1.5kg，进食油炸、凉调食物大便亦可，且胃脘部亦无不适。上方继服 6 剂。7 日后患者来诊述诸症基本消失，现饮食、二便等均可，仍以上方继服巩固。

按语： 临床上，许多术后、放化疗后引起的形体亏虚、纳食减退或大便异常等所致的脾肾亏虚已是常见病症。中医学认为：脾胃为后天之本、气血生化之源，有胃气则生，故依据所现证候，健脾补肾、助运开胃已是临床必用之法。本案亦是如此，由于患者以腹泻、纳差、身体亏虚为主症就诊，故治疗时始终围绕健脾补肾的核心，且重在后天脾胃的补益，在整个治疗过程中，结合病证，或参以升阳，或参以疏肝，或参以安神，或参以行气等，重在促进脾胃功能恢复，使其纳运正常而诸症消失，身体逐步康复。

临床证实，术后、放化疗期间或放化疗后的中医药治疗非常重要，因术后及放化疗后，往往导致形体大虚、纳食减退或便溏泄泻、白细胞降低，甚至贫血等症，而中医通过健脾益肾、补益气血、开胃促进食欲等治法，无论在恢复患者的身体功能方面，还是减轻放化疗毒副作用方面，均会起到很好的治疗作用。

案4　张某，女，73岁。2020年7月6日初诊。

主诉：饮食稍有不慎即腹泻15年余，伴有胃胀满等症。

现病史：患者自述经常服用头痛粉，15年来饮食稍有不慎或稍食油腻食物即泻，自10年前切除胆囊后症状加重。平素饮食失宜，如食生冷、辛辣、油腻食物或青菜后即泄泻数次，泻下急迫，直至泻尽腹中食物方止，曾在家乡服多种西药如奥美拉唑胶囊、吗丁啉片、氟哌酸胶囊、地芬诺酯片等及中药治疗，病情时轻时重，终不能愈而怀疑自患重病，于今年6月25日住入某医院。2020年6月29日肠镜检查发现结肠息肉而行息肉切除术。胃镜检查提示：反流食管炎，食管黏膜病变，糜烂性胃炎，十二指肠球部隆起。病理提示：黏膜慢性炎。现每日仍腹泻少则7～8次，多则10余次，泻下清稀，甚则如水样，胃满顶胀怕凉，喜衣物包裹，反酸烧心，嗳气频作，不消化，每日仅能食半碗稀粥或面条，腹痛、肠鸣、矢气。每遇饮食不慎尤其油腻食物而诱发，今年春节至今体重已下降12kg。舌质淡，苔白稍腻，脉弦细。

中医诊断：泄泻（脾肾阳虚证）；胃痞（胆失疏泄证）；西医诊断：功能性肠病；反流食管炎，糜烂性胃炎。

处方：四君子汤合四神丸加减。

党参10g，炒白术20g，茯苓15g，芡实20g，诃子肉15g，肉豆蔻15g，补骨脂15g，五倍子5g，石榴皮10g，柴胡9g，木香10g，炒白芍20g，炒麦芽30g，神曲15g，鸡内金12g，炙甘草5g。3剂，水煎服。

二诊：2020年7月12日。服药后第2天症状即轻，3剂后腹泻即止，食后已不腹泻，现大便每日1次，腹痛、胃满顶胀、嗳气、反酸烧心均消失，纳食增加，现每餐可食1碗多饭、半个馒头，大便稍溏，眠可。上方加金钱草15g，香附15g。7剂，水煎服。

三诊：2020年7月19日。大便日1次，腹部仍怕凉，现每餐可食一碗粥、一个馒头及适量青菜，上方加黄芪15g，炮姜12g。7剂，水煎服。

四诊：2020年7月26日。大便日1次，纳食亦可。上方28剂，水煎服，巩固治疗。

按语：本案每因饮食失宜（辛辣、生冷、青菜或油腻食物）后即致泄泻，且在切除胆囊后加重，病已15年之久，以泻下急迫，伴有胃满顶胀怕凉，反酸、烧心，嗳气频作，不消化，腹痛、肠鸣、矢气等胃肠道的证候为特征，辨证为脾肾阳虚、胆失疏泄，在治疗上除了以党参、炒白术、茯苓、芡实、诃子肉、肉豆蔻、补骨脂、五倍子、石榴皮健脾温肾，涩肠止泻；炒麦芽、神曲、鸡内金消食和胃外，还结合胆囊已切除的关键点，加入柴胡、炒白芍以疏利胆汁分泌，使本病的治疗达到"一剂知，三剂已"的功效。

案5 郝某，男，56岁。2020年6月1日初诊。

主诉：直肠癌术后2年，腹泻半年。

现病史：患者自述于2018年7月13日因直肠腺癌在省某医院手术（直肠切除9.5cm），术后行化疗等措施。1年前因腹部腰背部疼痛，入院复查CT示：直肠癌术后改变，左髂窝肿物（5.5cm×4cm×3.5cm）、左腹膜后肿物（3cm×2.5cm×1.5cm），左下腹腔肿块，腹膜后多发小结节。2019年11月1日经相关检查确诊为神经内分泌癌，在省某医院做"左侧腹膜后肿物切除加肠粘连松解加腹腔镜探查术"，术后引起腰痛。今年1月3日做腰椎神经阻断手术，术后腰痛消失，但术后2小时便出现泄泻，重时日行20次，成稀水样，白天次数多，夜间相对次数少，腹痛下坠，肛门肿痛。由于频繁泄泻，患者便在椅子中央挖个圆孔以方便排便，服洛哌丁胺（易蒙停）胶囊可稍缓解，但停药即复发，曾先后到多家医院治疗效果不佳。平素腹痛下坠，食之即泻，且进食任何食物均腹泻，腹胀、肠鸣矢气多，乏力困倦，纳可眠可。舌质淡，苔薄白，脉弦细。

中医诊断：泄泻（肝郁脾虚证）。西医诊断：直肠癌术后；腰椎神经阻断手术后。

处方：痛泻要方加味。

炒白术 20g，炒白芍 15g，陈皮 10g，防风 10g，茯苓 20g，炒山药 20g，菟丝子 30g，灵芝 20g，芡实 20g，诃子 15g，五倍子 6g，石榴皮 15g，车前子 30g。14 剂，水煎服。

二诊：2020 年 6 月 15 日。药后第 10 天泄泻止，故于 3 天前自行每剂药改服为 1 天半，2 天后改为每天半剂，近 3 天未服药亦未泄泻。自述不易上火，易恼怒，腹不怕凉。

处方：炒白术 20g，炒白芍 15g，防风 10g，陈皮 12g，黄芪 15g，党参 15g，柴胡 9g，茯苓 20g，菟丝子 30g，灵芝 30g，炙甘草 5g。14 剂，水煎服。

按语： 本案因术后腰痛不已而做腰椎神经阻断手术，术后腰痛消失但出现泄泻，重时日行 20 次，成稀水样，伴有腹痛下坠、肛门肿痛等症，由于具有食后即泻、肠鸣矢气的特点，故以痛泻要方为主治之。

痛泻要方出自《景岳全书》引刘草窗方，由炒白术、炒白芍、陈皮、防风组成，为治疗肝郁脾虚证泄泻之名方。《景岳全书·泄泻》篇载："凡遇怒气便作泄泻者……，此肝脾二脏之病也。盖以肝木克土，脾气受伤而然。"在病症上，《医方考》载："泻责之脾，痛责之肝，肝责之实，脾责之虚，脾虚肝实，故令痛泻。"故本案治疗的核心在于抑肝扶脾。痛泻要方中白术健脾燥湿，实土以御木乘为君药；白芍柔肝缓急止痛为臣药，君臣为伍，"培土抑木"；脾虚则生湿，故以陈皮理气燥湿醒脾为佐药；防风，一则辛散调肝使肝气条达不复乘脾，二则舒脾升清、胜湿止泻，又为脾经引经之药。四药并用健脾燥湿以止泻，敛肝理气以止痛；掺入茯苓、炒山药、菟丝子、灵芝、芡实、诃子、五倍子、石榴皮、车前子健脾益肾、收涩利水以标本兼治。患者服药后10天泻止，二诊时仍以痛泻要方加健脾补肾及少量的疏肝升阳药以为引使而善后。

案6 郭某，女，65岁。2013年6月30日初诊。

主诉：泄泻、纳差1年余。

现病史：患者自述自去年始经常肠鸣、腹泻，大便达日7次之多，纳差、不欲食，不能食馒头，仅能饮稀粥，胃脘部怕凉，口干。去年曾做肠镜、胃镜检查，提示慢性肠炎、慢性胃炎。现症状仍如上。舌质淡红，苔薄白，脉弱。

既往史：曾有脑血栓病史15年，现服肠溶阿司匹林等药。

中医诊断：泄泻；纳差（脾胃虚寒证）。西医诊断：慢性肠炎；慢性胃炎。

处方：党参15g，黄芪12g，茯苓20g，白术20g，炮姜10g，炒山药25g，炒薏苡仁25g，芡实20g，诃子15g，炒麦芽30g，神曲10g，鸡内金10g，肉豆蔻15g，补骨脂15g，炙甘草6g。15剂，水煎服。

二诊：2013年7月15日：诸症明显好转，已思饮食，胃脘部仍怕凉，口已不干，大便每日5次。上方加桂枝4g，车前子30g，防风10g。15剂，水煎服。

三诊：2013年7月30日：饮食好转，每餐已能进食大半个馒头，胃脘部怕凉较前又有好转，大便每日2次、质软。上方加吴茱萸5g。10剂，水煎服。

四诊：2013年8月10日：食欲改善，纳食量已恢复正常。胃脘部怕凉消失，大便日1次，干软适度。上方去车前子、防风、吴茱萸。7剂，水煎服，巩固疗效。

按语：患者虽有口干，但舌质淡红、苔薄白，加之纳差、不欲食、胃脘部怕凉、肠鸣、腹泻、大便溏等症，乃是脾胃虚寒证，口干为阳虚津不上乘所致。治疗宗理中汤合四神丸义。方中党参、黄芪、茯苓、炒白术、炮姜、炒山药、炒薏苡仁、芡实、诃子、肉豆蔻、补骨脂温肾暖脾，固肠止泻为主；炒麦芽、神曲、鸡内金消食开胃。二诊患者食欲及大便略有改善，但胃脘部仍怕凉，说明中阳仍虚，故加桂枝、防风与方中黄芪、白术为玉屏风散，温振中阳，充实卫气以御外寒；加车前子，与方中的炒白术为《串雅》中之分水神丹，是在健脾益气治本的基础上，利小便即所以实大便之法。三诊患者诸症均明显好转，再加少量吴茱萸以温胃寒。四诊病症消失，则去车前子、防风、吴茱萸，以防过于利湿温燥伤阴。

案7 梁某，男，32岁。2020年9月6日初诊。

主诉：腹泻胃痛6年。

现病史：因饮食不规律引起胃痛，6年前饮酒引起腹泻，平素饮酒或稍进凉食即腹泻，日4～5次，做胃镜检查提示：慢性胃炎。曾服中西药物治疗但未愈。现在症：稍饮酒、食生冷或饮食稍有不慎即腹泻、胃痛，甚则饮食入腹即里急如厕，体重较前减轻，大便黏，日4次左右，便中无黏液脓血，纳差，甚则厌食，眠可，胃怕凉。舌质淡，苔薄白，脉稍弦细。

中医诊断：泄泻；胃痛（脾虚血瘀食滞证）。西医诊断：肠易激综合征？慢性胃炎。

处方：蒲黄 10g，醋灵脂 10g，茯苓 20g，炒山药 20g，苍术 15g，芡实 20g，诃子 15g，白及 8g，炒麦芽 30g，炒神曲 15g，炒鸡内金 12g。7 剂，水煎服。

二诊：2020 年 9 月 13 日。时感胃痛，纳食稍增，饮食稍不甚仍腹泻，便前肠鸣腹痛，眠差。舌质淡，苔薄白，脉稍弦细。

处方：炒白术 15g，炒白芍 15g，防风 10g，陈皮 10g，炒山药 20g，芡实 20g，诃子 15g，炒麦芽 30g，神曲 10g，鸡内金 12g，五倍子 6g，白及 8g，仙鹤草 15g。14 剂，水煎服。

三诊：2020 年 9 月 27 日。按时饮食胃已不痛，自觉服药平和，脘腹舒服，胃痛、腹泻好转，肠鸣次数减少，程度减轻，时感下腹部隐隐不适，食凉后加重，舌体胖大，苔薄白，脉稍弦细。上方继服 12 剂。

四诊：2020 年 10 月 10 日。患者大便正常，肠鸣消失，脘腹痛未再发作，纳食可，上方继服 14 剂以巩固疗效，并嘱患者勿食酸辣甜硬、生冷及油腻食物。

按语：针对本案病因及腹泻、胃痛、纳差厌食等症，初以三组药物治疗，茯苓、炒山药、苍术、芡实、诃子因腹泻而用，失笑散与白及针对胃痛而施，炒麦芽、炒神曲、炒鸡内金为纳差厌食而设。药后胃痛已减，纳食稍增，唯饮食稍有不慎仍腹泻，便前肠鸣腹痛，似肠易激之特点，故二诊则以痛泻要方合健脾止泻消食类药治疗，而使痛消泻减，肠鸣等症好转，继之痊愈。中医教材认为痛泻要方为腹痛肠鸣泄泻之脾虚肝旺证的代表方药，但临床观察，对于部分肠鸣腹痛、里急泄泻，不为肾阳虚等所致者，以该方治之疗效尚佳。需强调的是，本方证的肠鸣腹痛、里急泄泻需与虚寒证出现的泄泻相鉴别。痛泻要方所治之泄泻无明显寒象，而虚寒之泄泻虽然有腹痛、肠鸣、泄泻等症，但其寒象则尤为显著。

案8 李某，男，65岁。2020年6月23日初诊。

主诉：泄泻6年余。

现病史：6年前因受凉引起大便溏泻，日6～7次，并常在午夜至清晨排便3～4次，有排便不净感，肠鸣，腹胀憋闷，服西药可缓解，但易反复发作。曾因肠道多发性息肉做过2次切除手术。近日做肠镜提示：慢性结肠炎。胃镜示：糜烂性胃炎；胃溃疡。现在症：大便日8次，成糊状，午夜后至黎明3～4次，排之不畅，有排便不净感，腹胀、肠鸣、胃按之疼痛，纳差无食欲，时有反酸，体重由70kg下降至60kg，周身乏力嗜卧。舌体稍胖大，苔稍厚腻微黄，脉弦细。

中医诊断：泄泻（湿热气滞证）；胃痛（脾虚血瘀证）。西医诊断：慢性结肠炎；慢性浅表性胃炎伴糜烂；胃溃疡。

处方：黄连12g，木香10g，金银花12g，马齿苋30g，炒白术20，枳壳20g，茯苓15g，五灵脂10g，蒲黄10g，厚朴12g，乌药12g，槟榔10g，海螵蛸20g，浙贝母12g。14剂，水煎服。

二诊：2020年7月7日。服药后大便日2次，夜间已不大便，且排便顺畅，已成形，胃胀消失，未感胃痛，纳食已增，有食欲，自感有力而欲行走。上方枳壳减为 15g，加白及 10g。14 剂，水煎服。

三诊：2020 年 7 月 21 日。患者大便日 2 次，成形通畅，胃无胀痛，纳食可，上方去厚朴、乌药。21 剂，水煎服。

按语：本案泄泻已 6 年之久，病情反复发作，依据其便次增多、糊状、排之不畅、排不净感，腹胀、肠鸣，胃痛，纳差，乏力，舌体稍胖大，苔稍厚腻微黄，脉弦细等症，辨为湿热气滞、脾虚血瘀证。因便溏次数增多、排之不畅、不净感，腹胀、肠鸣为湿热气滞所致，同时气滞者大便亦常以排便不爽为特点。黄连、木香合用为名医蒲辅周所创之香连丸，马齿苋有清热利湿、解毒消肿、凉血止血之功，现代药理研究显示，马齿苋提取物对志贺菌、大肠埃希菌、痢疾杆菌、酵母菌均有较强的抑制作用，金银花清热解毒，四药相伍以清肠道湿热；木香、枳壳、厚朴、乌药、槟榔以畅肠道之气滞；五灵脂与蒲黄为失笑散，合乌贝散之海螵蛸、浙贝母及茯苓健脾化瘀、止酸以治胃痛、反酸等胃腑病症。全方清中寓补，行不伤正，针对主要病机而治。

案 9 宋某，女，32 岁。2018 年 8 月 7 日初诊。

主诉：大便不成形 2 年。

现病史：患者 2 年前因生育后 4 个月，夏日受凉致腹泻便溏不成形，日 2 次，时带黏液，无脓血，无里急后重，自述平素身体上热下寒，饮食不慎或受冷即腹泻加重，自觉小腹下坠，偶有胃脘隐痛，胃胀，纳差食少，稍食即泻，睡眠差，面部痤疮，胃怕凉甚，且易上火。自述在多处医治服用多种中药、西药（具体不详），持续治疗 2 年余效果不佳。现大便日4次，且伴上述病症，2年来体重下降约6.5kg。肠镜检查提示：慢性直肠炎伴轻度糜烂。望之面色萎黄，形体消瘦。舌质淡，苔稍腻，脉弦细。

中医诊断：泄泻（脾虚气陷证）。西医诊断：慢性直肠炎。

处方：麸炒白术20g，茯苓20g，麸炒山药20g，芡实20g，诃子15g，金钱草15g，升麻9g，柴胡9g，车前子30g，炒白芍15g，香附10g。7剂，水煎服。

二诊：2018年8月14日。自述服药1剂，病症明显减轻，2剂病症基本消除，大便已成形，特别是饮食已复正常，但因前日久处过冷的空调房间，加之加班饥饿时食用巧克力，上证再发，稍食即泻，大便每日3次，但饮食仍正常。上方继服7剂。

三诊：2018年8月21日。自述药后感觉很舒适，大便再次复常，饮食可。上方芡实增至25g，炒白芍增至18g，茯苓增至30g，加炙甘草3g。7剂，水煎服。

后追访患者诸症尽失，身体复常。

按语： 患者因生育后受凉而久泄迁延，育后气血本虚，复感外寒，入里直中脾胃，使脾胃运化失常，使聚水成湿，积谷为滞，中焦升降失司，清浊不分，水谷与糟粕混杂而下，遂成泄泻。然该患者面部痤疮，火热亦盛，即上热下寒，用药当平和，不能过于温燥，更不可施以苦寒，故选麸炒白术、茯苓、麸炒山药等以健脾益气、渗湿止泻。《医学入门·泄泻》说："凡泻皆兼湿，初宜分理中焦，渗利下焦，久则升提，必滑脱不禁，然后用药涩之。"久泻不愈，清阳不升，中气易下陷，泻遂难止，加升麻、柴胡轻而味薄者升举清阳以止泻；

复加芡实、诃子收涩固脱；芍药、甘草酸甘化阴，缓急止痛；土虚则木郁，故用金钱草、香附调疏肝胆，肝疏胆泻则胆汁分泌排泄畅达，有助脾胃之纳运；车前子利小便以实大便。《医宗必读·泄泻》提出治泄九法，即淡渗、升提、清凉、疏利、甘缓、酸收、燥脾、温肾、固涩，可为治泻之圭臬，郭教授在用药上融淡渗、升提、甘缓、酸收、燥脾、固涩多法于一炉，同时结合现代研究之成果，颇获良效。

案 10 王某，男，31 岁。2018 年 7 月 11 日初诊。

主诉：腹痛、腹泻 2 年余。

病史：2 年前饮酒后出现腹痛、腹泻。2018 年 4 月在我院肠镜检查结果提示：结、直肠未见明显异常。现脐周阵发性隐痛，痛时即腹泻，泻后痛减。大便不成形，日 4～5 次，有便后不尽感，夹有不消化食物，胃怕凉，稍有上火，形体瘦削，腹中肠鸣，纳可，小便可。舌质淡，苔白腻，脉滑。

2018 年 7 月 11 日上消化道造影检查结果提示：①慢性反流性胃炎；②胃下垂。

中医诊断：①泄泻；②胃缓（脾胃虚寒，中气下陷）。西医诊断：①肠易激综合征；②慢性胃炎；③胃下垂。

处方：枳术丸合补中益气汤加减。

黄芪 15g，麸炒白术 40g，麸炒枳壳 25g，炒白芍 15g，炙甘草 5g，五倍子 6g，诃子肉 15g，柴胡 10g。14 剂，颗粒剂，早、晚冲服。

医嘱：忌酸辣甜硬食物；配合穴位埋线治疗。

二诊：2018 年 7 月 25 日。诸症减轻，继服 14 剂，颗粒剂，继续配合埋线治疗。

三诊：2018 年 8 月 27 日。大便已成形，日 3～4 次，便后不尽感较前减轻，偶有腹痛，肠鸣消失。泄泻日久，多致气血不和，络脉不畅，上方加莪术 9g 以活血化瘀。14 剂，颗粒剂，早、晚冲服。继续配合埋线治疗。

四诊：2018 年 9 月 19 日。大便为成形软便，便后不尽感消失，大便次数较前明显减少，日 1～2 次，偶有脐周隐痛，腹痛明显减轻，去炒白芍，加升麻 10g 以助升提之力。21 剂，颗粒剂，早、晚冲服。继续配合埋线治疗。

五诊：2018 年 10 月 10 日。腹痛消失，大便基本正常。继服上方 14 剂，颗粒剂，巩固治疗。

按语：本病属中医泄泻范畴。《景岳全书》认为"泄泻之本，无不由于脾胃"。本案酒食伤脾，脾虚不运，无以分清泌浊，使精微化气血以荣养全身，反下行于肠道所致；况患者形瘦体弱，清阳下陷，因乏生生之气，使虚者愈虚。方中黄芪补中益气合柴胡、升麻升下陷之清阳，三药合用，共奏升阳举陷、益气升提之力。张山雷谓黄芪"补益中土，温养脾胃，凡中气不振，脾土虚弱，清气下陷者最宜"。黄元御谓柴胡"升肝脾之陷"。《本草蒙筌》谓升麻"气味俱薄，浮而升，阳也，乃足阳明太阴引经之药，凡补脾胃必此引之"。炒白术甘苦温，益气健脾；芍药、甘草缓急止痛；麸炒枳壳、麸炒白术同用调畅脾胃气机升降；五倍子、诃子涩肠止泻。全方集健脾、升提、甘缓、酸收、固涩多法于一体而治之。

第五节　便秘

一、便秘

便秘是指粪便在肠内滞留过久，秘结不通，排便周期延长；或周期不长，但粪质干结，排出艰难；或粪质不硬，虽有便意，但便而不畅的病证。本病可见于西医学的功能性便秘，肠炎恢复期肠蠕动减弱引起的便秘，直肠、肛门疾患引起的便秘，药物性便秘，内分泌及代谢性疾病的便秘，肌力减退所致的排便困难等。

中医根据便秘的病性将其分为冷秘、热秘、虚秘（气虚、血虚、阴虚、阳虚）、实（气秘）等。郭教授认为慢性便秘，上述几种病机在临床上常常兼夹出现，单一为病者较少，临证必以辨证论治，更需从本治疗，同时，对于长期便秘的患者，某些相关检查亦甚为重要。如直肠指检有助于发现直肠癌、痔、肛裂、炎症、狭窄及外来压迫等，腹部平片有助于确定肠梗阻的部位，钡剂灌肠适用于了解钡剂通过胃肠道的时间、小肠与结肠的功能状态，病变的性质、部位与范围，直肠镜、纤维结肠镜可直观地了解肠道的病变。故对于某些长期便秘的患者采用相关检查，不仅可以了解病因，亦可知晓治疗的难易程度而采用适宜的治疗措施。

二、典型医案

案 1 郭某，女，59 岁。2018 年 12 月 31 日初诊。

主诉：腹部憋胀，大便不畅 20 余年。

现病史：20 余年前肠梗阻术后出现腹痛，大便不畅，甚则因便干需使用开塞露以助排便，纳尚可，量少，眠差，因腹胀影响睡眠，小便调，胃怕凉，易上火。6 年前因胆囊息肉行胆囊切除术后大便不畅更加严重，自觉肠道不蠕动，无便意，大便时常数日不行，脘腹憋胀疼痛，大便燥结成块，水食不下，因而时常住院输液、灌肠等及多方治疗，但便秘终未改善。现仍腹痛憋胀，大便不下，腹中结块不行，因而饮食难进。5 年前肠镜检查结果提示：结肠正常。舌质微红，苔质淡，苔白，脉弦稍细。

中医诊断：便秘（气血双虚，肠腑瘀滞证）。西医诊断：功能性便秘。

处方：生白术 60g，枳实 15g，玄参 15g，生地黄 15g，麦冬 15g，木香 15g，炒决明子 30g，炒莱菔子 30g，厚朴 15g，乌药 15g，当归 25g，杏仁 10g。21 剂，水煎服。另予润肠通便浓缩丸，告知若药后便通则润肠通便丸备用，大便仍不通则配服。

二诊：2018 年 1 月 22 日。服药 2～3 剂后大便即可顺畅排出，现大便日 1 次，稍便干，服药时则不困难，纳眠可，小便调。胃怕凉，不上火。上方加延胡索 15g。28 剂，水煎服。采用药物逐步减量法，或 2 日 1 剂，渐至 3 日 1 剂，并嘱患者养成定时排便的习惯，渐至药物停服。另与润肠通便浓缩丸备用。以此方为基础略施加减，逐渐减量服用2月余。

后追访患者，大便日行1次，现大便偶不畅时口服少量的润肠通便丸即可正常排便。

按语： 患者20年前肠梗阻术后即出现便秘，6年前又行胆囊切除术后便秘更加严重，术后肠腑气血瘀滞，日久气虚血亏津少，肠道失于濡润，气机不畅，燥结不下，如此虚滞瘀并聚于肠腑，而致脘腹憋胀疼痛，大便秘结。久病体虚，故通腑不可以峻泻之品，当以滋阴润肠为主，同时顾护脾胃。郭教授善用枳术汤加减治疗便秘，《伤寒论》第174条"伤寒八九日，风湿相搏，身体疼烦……，桂枝附子汤主之，若其人大便硬，小便自利者，去桂加白术汤主之"，首次提出用白术治疗便秘。前人有谓白术益气补脾、生津润肠，重用有助运之力，以达通便之效，与枳实调畅气机、通降胃肠，二者一补一行，补而不滞、行不伤正，体现了补中寓行的治法；玄参、生地黄、麦冬为增液汤，三药合用，补阴津，增水以行舟，意在以泻为补，以补药之体作泻药之用；木香、厚朴、乌药行气除胀，以畅肠腑；炒决明子、杏仁、炒莱菔子、当归理气润肠，养血通便，且杏仁有提壶揭盖，开上窍以通下窍之意，若取其养血润肠者，当归亦需量大。患者便秘日久，当以逐步减药，以恢复其功能。丸剂尤适合慢性病，缓药图之，故以润肠通便浓缩丸巩固疗效，并逐步减量乃至停药。

案2 赵某，男，58岁。2020年6月21日初诊。

主诉：大便黏滞不爽6年。

现病史：自诉2001年在新疆打工，夏天在戈壁滩的村落铺纸垫住宿3年，因环境湿热较甚而滋生湿疹、面部疱疮等。2011年到南方打工做厨师，进油腻食物过多，逐渐出现大便2～3日1次，排便不利，黏滞不爽，不成形，每次排便量少，大便黏滞马桶，需依赖番泻叶、芦荟胶囊等药方可排出，但排之不爽，同时伴有胃胀，进硬食后不消化，腹胀，自感腹部坚硬，晨起口苦，失眠，曾服中药1年大便仍无改善，不思食，无饥饿感，时有反酸、烧心。曾做彩超提示：胆囊炎。胃镜示：萎缩性胃炎伴重度肠化。舌质稍胖大，苔黄厚腻，脉濡数。

既往史：有胆囊炎病史；慢性萎缩性胃炎伴重度肠化。

中医诊断：便秘（湿热脾虚证）。西医诊断：慢性功能性便秘。

处方：金钱草20g，黄芩15g，藿香6g，佩兰10g，苍术12g，白术20g，茯苓20g，生山药30g，枳壳20g，厚朴15g，木香15g，菟丝子30g，三棱9g，莪术10g。30剂，水煎服。

二诊：2020年7月28日。自述排便黏滞不爽、不利已消失，有食欲，腹部柔软，未反酸、烧心。舌质稍胖大，苔黄厚腻减轻，脉濡数。

上方加车前子30g，黄连12g，炒山药25g，芡实20g，白术改为炒白术25g。21剂，水煎服。

三诊：2020年9月1日。偶有口苦，大便爽利，日1次，有饥饿感，腹部柔软，黄厚腻舌苔进一步变薄。上方加石菖蒲15g。21剂，水煎服。

2020年9月19日追访，患者大便正常，日1次，排便爽利，饮食可，仍无胃胀、腹胀等症。

按语：患者因三年夏季居住潮湿之处，外受湿热，又因长期饮食油腻，内生湿热，内外相合，使湿热益甚，困阻胃肠而致本证。治疗当以清化湿热，又因湿邪最易困脾，而脾虚又可生湿，故治疗本证，健脾化湿尚需谨记国医大师李振华教授"治湿必宜健脾""治湿热不可忽略健脾"的经验。以金钱草、黄芩、藿香、佩兰、苍术清化湿热；白术、茯苓、生山药健脾助运，以化湿邪；再以枳壳、厚朴、木香使气行则湿行；考虑久病多虚且多瘀，又以菟丝子、三棱、莪术扶正逐瘀。全方健脾化湿而不助热，清化湿热且不伤脾，湿热除，脾得健，胃肠洁净，则诸症可愈。

案3 杜某，女，65岁。2020年7月12日初诊。

主诉：大便不畅、腹部胀痛1年余。

现病史：患者曾经历多次手术，2019年10月因饮食失宜引起腹胀痛，住某医院检查发现结肠黏液腺瘤，由于梗阻不通，行插胃管、灌肠后腹部暂时通畅，但每因饮食失宜即出现腹胀痉挛性疼痛，2020年4月因腹痛查CT示结肠黏液腺瘤术后转移，近期曾因结肠黏液腺瘤术后广泛转移、肠梗阻等多方治疗。现因过食出现腹痛、腹胀、嗳气、烧心、口淡无味、恶心、口干不苦，纳少，稍食即腹痛，眠差，大便少不畅。舌质暗有瘀斑，苔厚，脉稍弦细。

既往史：2012年行子宫切除术；2018年行腹腔镜结肠癌根治手术；2020年4月30日行经皮腹膜穿刺活检术；2020年5月11日因结肠黏液腺瘤术后腹腔广泛转移行腹腔镜探查活检术＋灌注管置入术。

辅助检查：2020年4月17日结肠镜示结肠息肉切除术；

结肠外压性改变？2020 年 4 月 17 日胃镜示：胆汁反流性胃炎。2020 年 4 月 18 日肝胆脾胰彩超示：①肝实质回声弥漫性改变；②肝内钙化灶；③胆囊壁毛糙；④胆囊内稍高回声（胆囊息肉或附壁结石）。2020 年 4 月 26 日肿瘤标记物：CA-125 70.06U/mL，CA-199 102.08U/mL，CA-724 21.98U/mL，CEA 23.68 ng/mL，CYFRA21-1 6.52ng/mL。2020 年 5 月 3 日腹腔穿刺活检：低级别黏液性腺瘤。2020 年 5 月 11 日术后病理示：（腹壁结节）考虑低级别黏液性肿瘤。2020 年 5 月 19 日彩超示：腹腔肠管间隙少量积液。

中医诊断：便秘（气机郁滞证）；积证（血瘀阻络证）。

西医诊断：结肠黏液腺瘤术后腹腔广泛转移；不全性肠梗阻。

处方：生白术 30g，枳实 12g，厚朴 12g，乌药 20g，延胡索 10g，川楝子 9g，炒白芍 20g，姜半夏 12g，桃仁 10g，当归 10g，炒麦芽 30g，砂仁 6g，神曲 10g，鸡内金 9g，大黄 6g。3 剂，颗粒剂冲服。

二诊：2020 年 7 月 19 日。服药 2 剂后大便稍通，3 剂后大便已通，现腹痛、腹胀消失，恶心减轻，嗳气减轻，纳食已正常，眠差易醒，大便先干后软，舌质淡，舌苔黄稍腻。因患者大便已通，考虑病久年老体弱，故更方如下。

处方：生白术 30g，枳实 15g，茯苓 15g，厚朴 15g，桃仁 10g，乌药 15g，当归 15g，炒麦芽 30g，神曲 15g，鸡内金 15g，姜半夏 12g，陈皮 12g，菟丝子 30g。7 剂，水煎服。

三诊：2020 年 7 月 26 日。嗳气消失，腹腔通畅，纳食正常，夜间稍恶心及口干，眠差易醒，舌质淡红，舌苔部分薄黄，脉沉细。上方加浙贝母 12g，灵芝 20g，白及 10g，生山药 30g，天花粉 15g。7 剂，水煎服，继续调治。

按语： 本例患者腹部经多次手术，肠道气机郁滞，血行不畅，日久成积，导致胃肠通降失常，糟粕内停，下行受碍而致便秘等症。其基本病机为脘腹气机不畅，由气滞而血瘀，犹如河床不畅，淤阻滞塞，则舟樯不得通行，本着"六腑以通为用，以降为和"的原则，治以降气活瘀、清理淤积之法，如《名老中医医话·张羹梅医话》云："治顽固性便秘宜理气活血。"方中以生白术为君，健脾以助运化；枳实、乌药、厚朴行气除胀，畅腑行滞；桃仁、当归活血化瘀，润肠通便；炒白芍养阴和里，共为臣药；佐以姜半夏、砂仁降浊止呕，炒麦芽、神曲、鸡内金消食助运；脾气的升发，胃气的通降，都有赖于肝的疏泄功能，故以延胡索、川楝子疏肝理气、化瘀止痛，以助中焦气机之升降，亦为佐药；大黄走而不守，荡涤积滞为使药。诸药合用，肠道气畅、瘀消、积散，舟樯行驶无窒滞则大便得畅。

便秘为临床常见消化道病证，其病机为大肠传导失常，与脾胃、肺、肝、肾等脏腑的功能是否正常有关，但是肠道气机不畅是便秘的重要病机之一。郭教授治疗便秘常用枳术丸作为基本方加味，大剂量的生白术补气运脾通便，枳实行气消积除痞，二药相伍，通补相宜，顺胃肠通降之性，促进胃肠蠕动，有助胃肠排空。生白术轻者可用 30g 以上，重者常用至 80g 左右。

案4 王某，女，54 岁。2020 年 8 月 28 日初诊。

主诉：腹中不适，硬满便秘 1 个月。

现病史：自述年轻时大便偏干，5 年前因腿部做半月板手术,活动量、饮食量减少后大便益加不畅,曾做肠镜示肠黏膜无异常发现。今年7月去海南食水果过多、受凉、洗澡后出汗在空调房间受凉及咳嗽服凉药过多,在多重因素下导致整个腹部发凉、硬满,若冰块感,自觉肠道不蠕动、不通畅、无便意,气短,纳眠差,今夏未用过空调,打开冰箱便觉凉气从鼻腔吸入凉至食道、腹中直至肛门,如过寒洞状,甚则矢气亦觉发凉。舌质淡,苔薄白,脉迟。

中医诊断:便秘(冷秘,阴寒凝滞证)。西医诊断:功能性便秘。

处方:白通汤合枳术通腑方加味。

制附子20g(先煎半小时),黄芪15g,炮姜15g,桂枝10g,防风10g,生白术30g,枳实20g,当归15g,槟榔20g,厚朴15g,乌药15g,炒麦芽30g,神曲15g,鸡内金15g,炒牵牛子3g,炒决明子20g,炒莱菔子30g。7剂,水煎服。

二诊:2020年9月7日。诸症骤减,腹部发凉消失,大便已畅,1日1次,腹部已软,开空调、开冰箱已无凉气侵袭感。纳食已增。药已中病,上方加川芎15g,细辛3g,黄芪加量至20g。15剂,水煎服。

2020年9月22日:现仅胃部有很轻微的不暖感,全身其余部位已有温热感,大便日1次,顺畅爽利。

按语:患者平素便秘不畅,因历经进食寒凉、浴后汗出受凉及咳嗽服凉药过多等,多重感寒,导致体内阴寒过盛,寒伤阳气,凝滞脘腹而致本证,治非大辛大热之品难以收功,方以白通汤合枳术通腑方义治之。《本草汇言》载:"附子,回阳气,散阴寒。"《本草求真》曰:"干姜大热无毒,守而不走，……合以附子同用，则能回阳立效。"《本草正义》云"细辛，芳香最烈，故善开结气，宣泄郁滞，而能上达巅顶通利耳目，旁达百骸，无微不至，内之宣脉络而疏百节，外之行孔窍而直透肌肤"，与黄芪、炮姜、桂枝、防风等药为伍，补火助阳、辛散寒凝以治其本。生白术、枳实、当归、槟榔、厚朴、乌药健脾行气，温通经络，以疏其滞。炒麦芽、神曲、鸡内金、炒牵牛子、炒决明子、炒莱菔子消食化滞、润肠通便以治其标。因本证寒凝系短时所为，故治疗甚速。

案5 张某，男，45岁。2020年7月12日初诊。

主诉：便秘、腹胀8年。

现病史：自诉平素工作紧张、压力大，久坐，导致腹胀，大便虽不成形但极为不畅，有排不净感，曾服药与灌肠或予益生菌灌肠等治疗而减轻，但停止治疗病症如故而终不能痊愈，并因长期大便不畅导致疝气。2019年7月10日肠镜检查结果提示：慢性结肠炎。钡餐造影检查结果提示：升结肠细；肠道易激综合征。现在症：大便细且不畅，有排不净感，日2次，脘腹胀甚，因腹胀而夜不成寐，并有下坠感，因坠胀走路时难受不适，迈不开双腿，口干苦，纳少，腹胀矢气多，易上火，胃怕凉。舌质淡红，苔黄腻，脉稍弦。

中医诊断：便秘（气滞湿阻证）。西医诊断：慢性结肠炎。

处方：枳实15g，厚朴15g，乌药15g，生白术20g，炒莱菔子30g，神曲15g，炒麦芽30g，鸡内金15g。14剂，水煎服。

二诊：2020年8月5日。排便不畅的程度较前明显减轻，但仍有排不净的感觉，现大便1天1次，无黏液及血液，小便可，纳眠可，腹胀缓解，时口干，无口苦，胃怕凉，易上火。上方加木香 15g，炒决明子 15g，蒲公英 20g。14 剂，水煎服。

三诊：2020 年 9 月 27 日。大便已成形，排便顺畅，走路轻快，排不净感及腹胀减轻，纳可，眠一般。服药期间大便顺畅，每日早晚各 1 次，仅夜间轻微腹胀。停药 1 个月，其间大便依然正常，但偶有排不净感，疝气消失，偶有上火。舌质淡红，苔微黄腻。上方生白术加量为 30g。21 剂，水煎服。

按语： 本案以排便不畅为主症，故属"便秘"范畴，又因其便而不畅，有排不净感，脘腹胀甚，因腹胀而夜不成寐，苔黄腻，故为便秘中之气秘湿阻证，但以气秘为主。下坠一症，郭教授认为当分虚实：实者因气机不畅，滞留于腹中；虚者则为气虚下陷，临证当细加明辨。本案因工作紧张、压力大、久坐等所致，病机为气机郁滞，以枳术行气方合枳术消食方治之：生白术、枳实、厚朴、乌药、炒莱菔子行气化湿、消胀通便；《别录》载枳实"破结实，消胀满"，其苦泄辛散，行气之力相对较强；乌药善于疏通气机，顺气畅中，对脘腹胀痛效佳；厚朴苦燥辛散，可行气燥湿消积，又为消除胀满之要药；莱菔子"消食除胀，利大小便，止气痛"（《本草纲目》）。四药为本证治疗中的重点药物，可直行肠道气滞，与生白术益气燥湿，散中有收，通不伤正；合神曲、炒麦芽、鸡内金消脘腹食积，积消亦有利于气畅。二诊时已见显效，又加木香、炒决明子、蒲公英，增行气通便化湿之力，使患者诸症基本消失，且停药月余排便依然正常。由于患者偶有排不净感，三诊时生白术加量为 30g，善后治疗。

案 6 张某，女，50 岁。2014 年 3 月 23 日初诊。

主诉：大便干结 10 年余。

现病史：自述大便干结 10 年余，每 5～7 日 1 次，并经常需服三黄片及泻药方可排便，伴有腹胀，进食刺激性食物，如生萝卜、辛辣、孜然、大蒜等即胃热嘈杂，多年来内热大，失眠，曾做胃镜检查结果提示：糜烂性胃炎。舌质红，苔腻，脉弦数。

中医诊断：便秘；嘈杂（胃热肠燥，胃络瘀滞证）。西医诊断：功能性便秘；糜烂性胃炎。

处方：枳术通腑方、增液汤合失笑散加减。

生白术 30g，枳实 15g，炒决明子 25g，炒莱菔子 30g，玄参 15g，生地黄 15g，麦冬 15g，当归 12g，五灵脂 9g，蒲黄 9g，连翘 20g，蒲公英 25g，败酱草 25g。10 剂，水煎服。

二诊：2014 年 4 月 6 日。大便稍软，腹仍时胀，胃内灼热明显好转，试尝辣食食物已无不适，上方加火麻仁 25g。14 剂，水煎服。

嘱患者若大便正常后当缓缓停药，并养成定时排便的习惯等生活宜忌。

三诊：2014 年 4 月 21 日。大便已正常，胃内灼热、腹胀已消，上方减连翘 15g，蒲公英 15g，败酱草 15g，玄参 10g，生地黄 10g，麦冬 10g。14 剂，水煎服。

嘱其间日服药，乃至逐步停药。

按语：大便干结不畅，进刺激性食物即胃热嘈杂，结合兼症及胃镜可诊为胃热肠燥、胃络瘀滞之证。治疗以枳术通腑方、增液汤合失笑散加减。药以生白术、枳实、炒决明子、炒莱菔子、当归运脾降气，促进胃肠蠕动，有助胃肠排空；

玄参、生地黄、麦冬清热润肠通便，其治在肠；连翘清胃中热，蒲公英清热燥湿，败酱草清热解毒，与五灵脂、蒲黄治疗胃中灼热疼痛，胃黏膜糜烂、充血、水肿，其治在胃。临床上若非"胀满燥实坚"之急症、实证、燥结不通者，郭教授很少用大黄、芒硝类，必须用者，泻下药也仅用于一时的腑实燥结不通证，当腑通便软即更换药物，以免造成对于药物的依赖。

第四章

弟子心悟

一、甘草泻心汤治疗口腔溃疡

在跟郭教授学习治疗脾胃病时，亦有部分口腔溃疡的患者前来就诊，辨证以胃火或肝火上炎，或湿热上蒸者较多，但寒热错杂者亦不乏见，前者郭教授常用自拟的方药治疗取效，而对寒热错杂者常以医圣张仲景的甘草泻心汤为基础加减治疗，收效颇佳。

（一）口腔溃疡的病因病机

口腔溃疡属中医学"口疮""口糜""口疳"等范畴，是一种以周期性反复发作为特点的口腔黏膜局限性溃疡损伤，呈圆形或椭圆形，单个或多个发生，大小不等，其特点为反复发作，不定位，局部表现为"红、黄、凹、痛"。中医学认为，口腔溃疡的病因主要为平素忧思恼怒，嗜食辛辣酒炙，过食肥甘厚味，以致心脾积热；或劳倦内伤，损伤脾胃，致脾胃升降功能失常，阴阳失和，脾胃气弱，谷气不化，湿郁化热，火热上炎。

郭教授认为，复发性口腔溃疡的病机之一与脾胃功能强健及升降功能正常与否密切相关，《素问·阴阳应象大论》载"脾主口……在窍为口"，《灵枢·经脉》亦载"胃足阳明之脉……入上齿中，还出挟口，环唇，下交承浆，却循颐后下廉"，说明口腔与脾胃的联系甚为密切。脾气强健，水谷精微上输于口唇，气血生化有源，则口唇肌肉丰满，黏膜无损。若素喜凉食或平素脾气亏虚，致纳运失健，气血化生无源，口舌黏膜无以滋养；或嗜食肥甘厚味，饮酒无度，内生湿浊，从阳化热，湿热内蕴，火热上炎致黏膜受损，则表现为口腔黏膜糜烂、溃疡，若仅施以清热解毒，则热虽清而湿仍在，湿随体内之热邪蕴而复生湿热；或苦寒之药重伤脾胃阳气，致气血化源益亏，口腔黏膜失却荣养而溃疡反复发作，故其病机主要为脾胃阳气不足，无以荣养口舌黏膜，或内生湿热胶着难分，火热上炎，损伤口舌黏膜，以致临床上常见虚寒、内热炽盛，或虚实夹杂、中寒上热等证型的口腔溃疡。

（二）临证治疗方药及验案

针对复发性口腔溃疡虚实寒热错杂之病机，郭教授常以甘草泻心汤加减治疗，以补虚祛邪，温里清热，协调脾胃升降而取效。

案 1　孙某，女，34 岁。2020 年 5 月 4 日初诊。

主诉：口腔溃疡时常发作 20 年，肠鸣泄泻 1 年余。

现病史：患者自诉 14 岁时即时常口腔溃疡，每 1～2 周即发作 1 次，每次出现 1～2 个口腔溃疡，或出现扁桃体炎，或舌根部肿痛等症，近 1 年来稍进硬食及经冷冻的食物后即出现肠鸣、腹泻、腹部胀满、矢气多等症，经治疗反复不愈且加重。现仍不能食生冷及硬食，受凉即肠鸣腹泻，腹中凉痛，饭后胃胀，且易饥饿，大便稀溏，腹胀，矢气多且气味臭秽，但矢气后减轻，平素易上火，上火时即口腔溃疡，3 天前左下唇内与左上颌部又分别出现一黄豆大样溃疡，周边略红，双侧口角流涎，颈部汗出，手汗多，手足凉，气温 29℃时亦觉冷，时常乏力，口稍干不苦，多梦。舌体胖大，苔薄黄，脉稍细弱。

中医诊断：口疮（寒热错杂证）；泄泻（脾虚湿热证）。西医诊断：口腔溃疡；肠易激综合征。

处方：炙甘草15g，党参15g，干姜12g，姜半夏10g，黄连6g，黄芩9g，茯苓20g，陈皮12g，麻黄根30g，浮小麦30g，大枣5枚。14剂，水煎服。

二诊：2020年5月22日。肠鸣稍改善，时有反复，时腹胀，矢气频，口气臭秽，口腔溃疡向愈，颈部汗出消失，仍有手汗出，眠差，大便日1次，已成形，小便黄，晨起痰多，胃怕凉改善，易上火，手足已不觉凉。舌体胖大，苔稍薄黄，脉稍细弱。更予于下：

处方：黄连6g，黄芩9g，茯苓20g，陈皮12g，白术30g，芡实20g，诃子15g。14剂，水煎服。

三诊：2020年6月5日。仍有肠鸣，腹胀，矢气频稍改善，口腔溃疡已愈，手掌汗出减少，时下肢乏力，眠差，大便日1次，稍不成形，小便黄，胃怕凉，易上火。舌体胖大，苔薄微黄，脉稍细弱。

上方继服14剂。

四诊：2020年6月19日。近日口腔溃疡未见复发，肠鸣矢气、腹胀减轻，手掌汗出消失，下肢稍乏力，眠差，大便日1次成形，小便黄，胃怕凉，易上火。舌体胖大，苔薄微黄，脉稍细弱。上方加木香10g。14剂，水煎服。

五诊：2020年7月3日。肠鸣，矢气进一步减轻，受凉后咽喉左侧疼痛，口疮未再发作，饭后常乏力困倦，眠一般，多梦，大便日1次成形，小便黄，胃怕凉，易上火，现温度在 26℃亦不觉冷。

处方：甘草 12g，黄芩 10g，黄连 6g，半夏 9g，茯苓 18g，陈皮 12g，麻黄根 30g，炒白术 30g，14 剂，水煎服。

六诊：2020 年 7 月 31 日。大便日 1 次，纳食可，已无肠鸣等症，余无不适。

处方：黄芩 10g，黄连 6g，半夏 9g，茯苓 18g，陈皮 12g，炒白术 30g，甘草 6g。14 剂，水煎服，善后治疗。

按语：西医对复发性口腔溃疡的病因及发病机制尚不十分清楚，目前认为与免疫功能异常、内分泌失调、营养缺乏、消化系统疾病等有关，至今尚缺少特效疗法，多以局部治疗为主。中医认为本病的发病因素与禀赋异常、饮食不节、情志过激、劳倦内伤有关。本案素体脾胃虚弱，运化失司，复因饮食不节，湿浊内生，湿郁化热，湿热上蒸于口舌而生口疮；湿热外蒸肌肤故见多汗；湿浊下注于肠道则肠鸣泄泻。脾虚湿热是本病发病的主要因素，寒热错杂是其缠绵难愈的病机关键。取辛开苦降法，以甘草泻心汤加减。方中以炙甘草清上焦之火，补脾胃之虚；黄连、黄芩苦寒降泄、清热燥湿；干姜、半夏辛温散寒、温中燥湿；党参、大枣补中益气；茯苓、陈皮健脾祛湿；麻黄根、浮小麦收敛止汗。诸药合用，辛开苦降，使中虚得补，湿热得清，升降得调而使病症获愈。

案 2 肖某，女，26 岁。2019 年 7 月 30 日初诊。

主诉：口腔溃疡间歇性频繁发作 1 年半。

现病史：自述近 1 年半来口腔溃疡此起彼伏，多发时可同时出现 4 个溃疡，其间亦偶尔有 1 周时间的愈合，常在生气、紧张、失眠时发作或加重，伴有右胁下憋胀不适，嗳气唇干，手脚冰凉，炎夏之日仍穿长袜，胃脘怕凉，饮凉食品后胃脘不适，平时易上火，如口服阿胶、枸杞子等即上火，大便秘结，2~3天1次，曾外涂冰硼散及在专科治疗效果不佳，近1个月来分别在口唇与舌尖处各出现如黄豆大之溃疡两处。舌质淡稍暗，苔薄白，脉弦细。2019年7月30日彩超检查结果提示：肝内高回声（考虑血管瘤）；胆囊壁稍毛糙。

中医诊断：口疮（寒热错杂证）。西医诊断：口腔溃疡。

处方：甘草泻心汤加减。

炙甘草15g，姜半夏12g，党参15g，干姜10g，黄连6g，黄芩12g，白术20g，枳壳15g，郁金15g，香附15g，炒决明子20g，大枣5枚。14剂，水煎服。

另与五倍子6g，青黛5g，冰片2g，共研细粉，外敷患处，每日2~3次。

二诊：2019年8月13日。口腔溃疡消失，纳食较前增多，右胁下憋胀及嗳气减轻大半，已无唇干，手足冰凉较前改善，大便已不干，日1~2次。上方姜半夏增量至15g。14剂，水煎服。后随访患者口腔溃疡未复发。

按语：本案久患口腔溃疡，选服苦寒清热之品，致中焦虚寒，胃气不和，阳气不足，虽炎夏亦重衣，手足冰凉，食寒凉而胃脘不适，胁肋闷胀，嗳气；火热内郁则见口腔溃疡日久不愈，反复发作，大便秘结。治以甘草泻心汤加味。方中重用炙甘草益中焦之虚，清上焦之火；佐以党参、白术、大枣补中益气；姜半夏、干姜辛通和胃，温中散寒；黄连、黄芩清热泻火，以解郁热；枳壳、郁金、香附行气宽中；炒决明子清热润肠通便。诸药寒热并用，辛开苦降，健脾清热，温化寒邪，而使中焦健运，寒热消散，升降协和，则口腔溃疡不复发作。

此外，本案用青黛、五倍子、冰片研末外涂，体现了整体辨证论治与局部用药相结合的治疗特色。

案3 马某，女，41岁。2019年8月9日初诊。

主诉：胃胀痛，口腔溃疡时常发作6年余。

现病史：患者从事个体商业，饮食无规律，于6年前时常出现口腔溃疡及胃胀痛。近1个月来口腔内又出现两处溃疡如黄豆大，胃胀痛，空腹时疼甚，后背胀，时恶心、纳差，大便干，胃怕凉，易上火。舌体胖大，苔薄黄稍腻，脉细弱。

中医诊断：口疮；胃痞（脾虚气滞，阳虚火浮证）。西医诊断：口腔溃疡；功能性胃肠病。

处方：甘草泻心汤、枳术消食方合枳术通便方加减。

炙甘草15g，党参12g，干姜8g，姜半夏15g，黄芩10g，黄连6g，生白术20g，枳实20g，香附20g，厚朴15g，炒麦芽30g，鸡内金15g，炒决明子20g，炒莱菔子20g，大枣5g。21剂，颗粒剂，温水冲服。

二诊：2019年9月2日。服药1周后口腔溃疡即愈，病症减轻大半，仅偶有胃胀痛，近日口稍苦，纳少便干。

处方：枳术消食方合枳术通便方加减。

生白术20g，枳实20g，黄芩15g，炒麦芽30g，神曲15g，鸡内金15g，炒牵牛子3g，姜半夏9g，厚朴15g，乌药15g，炒决明子20g，炒莱菔子20g。21剂，颗粒剂，温水冲服。

三诊：2019年9月27日。现口腔溃疡未再发作，胃无胀痛，大便已通，诸症消失，患者要求继服14剂，以巩固疗效。

　　按语：本案因长期饮食不节，损伤脾胃，致脾胃健运失职，中焦气机不畅而胃脘胀痛，纳差；胃失和降，浊气上逆故恶心；脾虚日久，寒热错杂，火炎于上而口腔溃疡，寒滞于中则胃脘怕凉，舌脉为脾虚热蕴之象。治以甘草泻心汤加减，药用炙甘草、党参、生白术、大枣健脾益胃，补中之虚，缓中之急；姜半夏和胃降逆消痞；黄芩、黄连清热泻火；枳实、香附、厚朴疏肝理脾，消痞除胀；炒麦芽、鸡内金、炒决明子、炒莱菔子消食导滞，行气通便。诸药合为健脾益气、清上温下、行气消食、导滞通便之剂，使脾胃健运，寒散热清，气行滞消而口腔溃疡愈合，胃脘胀痛等症尽失。

　　案4　王某，女，37岁。2019年6月10日初诊。

　　主诉：口腔溃疡反复发作30余年。

　　现病史：自述幼年即有口腔溃疡病史，未曾治疗，平素间隔1～2周发作1次，每次可见溃疡2～3个，状如绿豆或黄豆大，局部疼痛，时胃痛、食后胃胀甚，口苦，烧心，胃脘部怕凉，进食寒凉食物则胀痛益甚，平素易上火，面部时发小疮疖，咽痛，纳可。2020年5月21日胃镜检查结果提示：食管炎；胃多发点状溃疡；病理示：黏膜慢性炎。舌质红，苔厚微黄，脉弦细略数。

　　中医诊断：口疮；胃痛（寒热错杂证）。西医诊断：口腔溃疡；食管炎；胃溃疡。

　　处方：甘草泻心汤、枳术丸合失笑散加减。

　　生甘草15g，党参15g，干姜10g，黄芩10g，黄连10g，生白术20g，枳壳15g，蒲黄9g，五灵脂9g，厚朴15g，乌药

15g，白及 10g，生姜 3 片，大枣 3 枚。15 剂，水煎服。

二诊：2020 年 6 月 26 日。胃脘舒适，口腔溃疡基本愈合，生气时胃胀，时觉胃痞，偶有烧心、胃痛，时口苦，晨起胃脘不适。上方加郁金 15g，香附 20g。14 剂，水煎服。

三诊：2020 年 7 月 10 日。胃胀、胃痞、胃痛、口苦均消失，口腔溃疡未发作，晨起胃脘不适感减轻，纳眠可。上方去厚朴、乌药。14 剂，水煎服。

四诊：2020 年 7 月 24 日。口腔溃疡未发作，胃胀等症悉除。上方去郁金、香附、五灵脂，巩固治疗。14 剂，水煎服。

按语：患者口腔溃疡与食管炎、胃溃疡并见，故兼而治之。由于本案为寒热错杂、虚实并见证，故以甘草泻心汤调其寒热治疗口腔溃疡，同时结合郭教授治疗胃病的经验以失笑散合白及治疗胃腑的黏膜病变，以枳术汤合厚朴、乌药健脾降气和胃，促进胃肠蠕动，而使口腔溃疡得以愈合，胃脘病症渐得痊愈。

（三）跟师体会

口腔溃疡为临床常见病症，其病程经年，反复发作者在消化系统疾病中尤为多见，郭教授经治数十例证属虚实寒热错杂者，补虚泻实、清温并用，方以甘草泻心汤加减。在应用该方药时，郭教授认为应注意以下几点：

1. 甘草泻心汤用于本病的虚实错杂、上热下寒证。由于寒与热在临床上会有彼轻彼重之不同，治当依据其寒热之孰轻孰重，选用生甘草与炙甘草及黄连、黄芩与半夏、干姜剂量的比重，酌情权衡而为之。临证时，郭教授对于热重者用生甘草，黄芩、黄连的剂量较原方增大；寒著者用炙甘草，干姜、半夏的剂量相对增大，以使方证相宜。此外，甘草不宜久用，以免引起肿胀壅满，中病即止，继之则可在辨证论治的基础上善后治疗。对于湿重者可酌加白术、苍术等。

2. 对于慢性胃炎、胃及十二指肠溃疡合并复发性口腔溃疡者，因干姜辛辣，可刺激胃黏膜而致胃脘不适感加重，故宜以炮姜易干姜，且以饭后服药为宜。

3. 对于反复发作者要注意脾虚之病机，可在辨证的方药中选用黄芪、白术、山药、茯苓等味以健脾化湿。

4.《伤寒论》甘草泻心汤证之原文载："上六味，以水一升，煮取六升，去滓，再煎取三升，温服一升，日三服。"去滓再煎，可促使诸药药性和合，同时久煎可减半夏的毒性，并进一步增强疗效。

二、学习应用芍药甘草汤

芍药甘草汤始见于《伤寒论·辨太阳病脉证并治》篇，为误汗亡阳，阳复后之脚挛急证而设。临证中，郭教授以其为基础方加味，治疗以"抽、掣、紧、挛急"为病症特点的不同疾病，取效甚佳。

（一）临床验案

案 1 王某，女，55 岁。2017 年 11 月 8 日初诊。

主诉：右胁肋牵拉抽掣揪痛感 1 年余。

现病史：患者近 2 年来经常性情急躁，渐次出现胃痛、反酸、饭后嗳气、便秘等症，服中西药可减轻，某天进食莲菜时自觉有卡食及异物梗阻感，渐至吞咽困难、声哑等症，去年5月7日在当地做钡餐造影，发现食管占位，随即到省某医院诊治，确诊为食管癌。先予化疗2个疗程使病灶缩小，后静滴斑蝥素及口服中药，5月20日采用腔镜微创术，因在右胁部等部位打孔及术后放置引流管等多处，术后相继出现右胁等处牵拉疼痛，昼轻夜重，每于凌晨1时左右疼痛难忍而夜不成寐，采取多种姿势睡眠均感难受疼痛，仅能采取半卧位睡眠稍可忍受，由于西药无合适的药物治疗，医生建议采用神经阻断术（神经阻滞方法），患者因畏惧不愿接受而来诊，曾服半夏厚朴汤、半夏泻心汤等效不佳。现在症：右胁部抽掣揪痛，因痛甚而不能动，患侧上肢不能抬举，吞咽不利，不能进食固体食物，不思饮食且不能多食，乏力消瘦，面色萎黄，大便稍溏，体重消瘦至30kg。舌质淡，苔薄白，脉细弱。

中医诊断：胁痛（气滞血瘀，脉络挛急证）。西医诊断：食管癌术后粘连。

处方：芍药甘草汤合金铃子散加味。

炒白芍20g，炙甘草5g，延胡索15g，川楝子9g，炒白术30g，茯苓20g，芡实20g，郁金15g。5剂，水煎服。

二诊：2017年11月13日。右胁部等处疼痛减轻大半，纳食增加，渐有食欲感，大便正常，上方炒白芍加量至30g，炙甘草10g，炒白术减至20g，加香附20g，佛手15g，青皮15g，鸡血藤30g，诃子15g。7剂，水煎服。

三诊：2017年11月20日。右胁部等处疼痛进一步减轻，纳食增加，乏力好转，大便正常。此后以此方略事加减服药近3个月，右胁痛等症消失。

按语：本案胁痛特点为牵拉抽掣揪痛感，郭教授认为其核心病机有二，一为局部粘连引起的挛急性疼痛，二为术后局部气血不畅所致，采用芍药甘草汤以缓解挛急而止痛。因患者形瘦羸弱，故初诊时炒白芍仅用20g；同时合用经典时方金铃子散加郁金以行气活瘀而止痛，炒白术、茯苓、芡实以健脾厚肠。二诊掣痛大减，渐有食欲感，食量增加，大便已正常，故增芍药甘草汤剂量并加佛手、青皮、鸡血藤以增缓急止痛、行气活瘀、通经活络之效，而使胁痛诸症向愈。

案2 张某，男，37岁。2019年7月4日初诊。

主诉：时常嗳气不适5年余。

现病史：自述2014年初在10天内连续3次醉酒后引起嗳气、反酸、烧心等症。胃镜检查结果提示：慢性浅表性胃炎；反流性食管炎；Hp（＋）。服用四联杀菌药、吗丁啉片、达喜后Hp转阴，现已戒烟酒，但仍有烧心、嗳气等症，尤以进食豆制品后症状加重。近4年来嗳气、胃胀日渐加重，初始时平卧可不嗳气，现平卧时即有嗳气。近1年来口服多种药物，如摩罗丹、香砂养胃丸、保和丸、吗丁啉片、奥美拉唑胶囊、丽珠得乐，口服中药汤剂治疗20余天均无效。有时嗳气与头痛同时发作，发时欲呕，时有反酸，夜间口干，大便不畅。舌质淡红，苔薄白少津，脉滑。

中医诊断：嗳气（酒食伤胃，胃气上逆证）。西医诊断：反流性食管炎；慢性浅表性胃炎。

处方：枳术行气方、芍药甘草汤合百合乌药汤加味。

枳实 20g，生白术 20g，香附 15g，郁金 15g，厚朴 15g，木香 15g，炒白芍 30g，炙甘草 10g，百合 30g，乌药 12g，柿蒂 30g，刀豆子 30g，炙旋覆花 30g（布包），神曲 15g，炒莱菔子 20g。14 剂，水煎服。

二诊：2019 年 7 月 12 日。现偶有嗳气、胃胀，口干消失，进凉食时偶有反酸，大便时有不畅。上方去郁金，加炒决明子 20g，继服 14 剂。

三诊：2019 年 7 月 26 日。嗳气等症均消失，进凉食时偶有反酸，大便时有不畅。

处方：枳实 20g，生白术 20g，香附 15g，郁金 15g，厚朴 15g，木香 15g，炒白芍 30g，炙甘草 10g，柿蒂 30g，刀豆子 30g。14 剂，水煎服，善后治疗。

按语：本案为数次醉酒伤及脾胃，使脾胃纳化迟滞，升降失常，积滞于中，浊气上逆而嗳气、反酸；饮酒过多伤及阴津则口干、大便不畅；舌脉为气阴两虚，积滞于内之象。治宜降逆和胃、缓急止嗳法为主，以枳术行气方（郭教授经验方）治疗。方中枳实、生白术、乌药、香附、郁金、厚朴、木香健脾降气，疏肝和胃；百合乌药汤（百合、乌药）出自陈修园《时方歌括》，原为主治"心口痛，服诸药不效者"，郭教授临床体会其对胃阴亏虚兼有气滞者效佳；芍药甘草汤（炒白芍、炙甘草）合柿蒂、刀豆子、炙旋覆花养阴缓急，降气止嗳；神曲善消酒食陈腐之积；炒莱菔子降气消食，除胀通便。诸药共为行气降气，止嗳消积之剂。积消气降，脾胃纳化正常而嗳气自除。

案 3 张某，男，35 岁。2012 年 10 月 12 日初诊。

主诉：呃逆频作 7 天。

现病史：7 天前因情绪不畅引起呃逆频作，不能自已，在当地服胃复安、行气降气之中药及针灸等治疗不效而来诊。现症见呃逆频作，白天重，夜寐间稍轻，余无异常。舌质淡红，苔薄白，脉弦。

中医诊断：呃逆（肝气犯胃，胃气上逆证）。西医诊断：膈肌痉挛。

处方：芍药甘草汤合丁香柿蒂汤加减。

炒白芍 30g，甘草 10g，丁香 10g，柿蒂 15g，刀豆子 30g，白僵蚕 15g，郁金 15g，香附 15g，佛手 15g。3 剂，水煎服。

二诊：2012 年 10 月 15 日。自述服 1 剂后呃逆即止，现 3 剂服完已无不适，上方继服 3 剂巩固疗效。

按语： 本案因情绪因素，使肝气横逆犯胃，致胃失和降，气逆动膈而致。明·徐春甫《古今医统大全·咳逆门》篇载："凡有忍气郁结积怒之人，并不得行其志者，多有咳逆之证。"方中以炒白芍、甘草酸甘化阴，调和肝脾，缓急解痉；白僵蚕息风止痉。本方在辨证论治解除痉挛的基础上再加入止呃的专药柿蒂、刀豆子，合丁香顺降胃气，亦寓丁香柿蒂汤之义，因本案为情绪失畅所致，故加郁金、香附、佛手以疏肝理气，并具辨证论治与专方专药相结合的治疗特色，使取效更为快捷。

案 4 郑某，女，25 岁。2020 年 8 月 7 日初诊。

主诉：磨牙 10 年余。

现病史：自述中学时期或许因学习压力大，开始出现睡觉时磨牙，嘎吱嘎吱如嚼食骨头状，翻身时磨牙尤甚，每日如此，因恐伤牙齿而专门购置4次牙套均被嚼（咬）碎，为此又配了硅胶牙套，但觉硅胶牙套软，在口中易于活动，自觉非常不适而不再佩戴，又寻求在睡眠时戴下颌套，寄希望以套紧面部而不致磨牙等，诸措施均无作用。现在症如上，口中异味，大便黏滞。舌质淡红，苔稍厚，脉弦。

中医诊断：齿齘（肝脾不和，中焦湿滞证）。西医诊断：磨牙症。

处方：芍药甘草汤加味。

炒白芍30g，炙甘草10g，佩兰10g，茯苓15g，陈皮10g，炒麦芽30g，莪术8g。10剂，颗粒剂冲服。

二诊：2020年8月19日。服药当晚磨牙声即明显减轻约70%，磨牙频次亦明显减少，大便较软。舌脉基本同上。上方加木瓜15g，炒白芍加量至35g，炙甘草12g，佩兰12g，陈皮12g。14剂，水煎服。

三诊：2020年9月4日。自述磨牙又减轻约10%，不及首次方药显著，且觉口感不佳，考虑到与木瓜味酸有关，故续服首次方药14剂，水煎服。

四诊：2020年9月18日。患者自述磨牙再减轻约10%，现偶有磨牙，声音微小，再服首次方药善后。

按语：齘齿，即齿齘，即上下牙齿磨切有声，又名嘎（戛）齿、啮齿。齿齘一词首见于隋·巢元方《诸病源候论·卷二十九》"齘齿者，是睡眠而相磨切也。此由血气虚，风邪客于牙车筋脉之间，故因睡眠气息喘而邪动，引其筋脉，故上下齿相磨切有声，谓之齘齿"；对于齘齿病因病机的描述为"多因心胃火热，或气血虚弱，或虫积，或瘟疫之邪内侵所致"。患者自述似与上学时紧张、压力大有关，由于肝主情志，故治疗从肝经入手，以缓肝之急，选用芍药甘草汤为主调和肝脾，加用佩兰、陈皮、炒麦芽化湿消食，茯苓健脾宁心，莪术祛瘀行气。药证相符则奏效甚速。

龋齿在临床上并不罕见，有部分病例以芍药甘草汤治疗有效，但亦非治疗本证的特效药物，故对于本病仍需辨证论治。

案5 胡某，女，24岁。2019年4月24日初诊。

主诉：腹中气聚半年余。

现病史：自述半年前因生气引起腹中气聚，腹胀有包块，时聚时散，揉按后可逐渐消失，但反复发作不已，至去年年底腹中撑胀难忍，甚时觉两侧腹部有胀裂感，初服行气药有效，继服则乏效。现时感腹胀，触之有包块，按压则嗳气，胃脘部有气体堵塞感，腹部怕凉，情绪不畅时加重，晨起口涎多，胸闷气短善太息，情绪不畅后加重，眠差梦多，纳可，二便调。舌质淡，苔白，舌体稍胖大有齿痕，脉弦细。

中医诊断：聚证（肝气逆乱，乘脾犯胃证）。西医诊断：功能性胃肠病。

处方：枳术行气方、理中汤合芍药甘草汤加味。

生白术20g，枳壳15g，郁金15g，香附20g，厚朴15g，木香15g，乌药15g，柴胡9g，党参15g，干姜10g，茯苓15g，苍术15g，炒白芍30g，百合15g，合欢皮30g，炙甘草6g。7剂，水煎服。

二诊：2019年5月3日。腹部胃脘基本不胀，胸闷气短消失，口涩减少，时多梦，平素胃怕凉，亦易上火。上方减干姜为4g。14剂，水煎服。

三诊：2019年5月17日。脘腹部未再有胀满感，更方如下以善后治疗。

处方：生白术20g，枳壳15g，郁金15g，香附20g，木香15g，乌药15g，柴胡9g，生山药30g，茯苓15g，炒白芍30g，百合15g，炙甘草6g。14剂，水煎服。

按语：本案为中医之"聚证"。初因情志不畅，致脏腑失和，气机阻滞，故时聚时散，揉按后可逐渐消失，如《景岳全书·积聚论治》篇载："聚者，聚散之谓，作止不常者也……，或聚或散，本无形也，故无形者曰聚。"在治疗上，《素问·六元正纪大论》篇载"木郁达之"、《素问·至真要大论》篇载"结者散之"，治以疏解肝郁、行气消聚为法，以枳术行气方、理中汤合芍药甘草汤加味治疗。药用枳壳、郁金、香附、厚朴、木香、乌药、柴胡疏肝解郁，行气消聚；党参、生白术、茯苓、苍术健脾益气，芳香燥湿；炒白芍、炙甘草、合欢皮柔肝缓急，解郁安神；百合为清润之品，可防疏肝理气之药辛香温燥耗损阴津之弊；少佐干姜辛热以助中阳。诸药为伍，共为疏解肝郁、健脾畅胃、行气消聚之剂。

案6 秦某，女，39岁。2014年2月11日初诊。

主诉：反复经期头痛20年，加重5年。

现病史：20年前因人工流产后出现经期头痛，当时未曾诊治，此后头痛反复发作，发展至经前2～3天、经期、经后均痛，并呈逐渐加重趋势。近5年月经量少、色淡，头痛剧烈，发作时头部呈跳痛状，伴面色苍白、恶心，常需服用对乙酰氨基酚等药物止痛。现末次月经结束已 10 天，乏力，腰膝酸软，二便正常。舌质淡，苔薄白，脉弱。

中医诊断：头痛（阴血亏虚，清窍失养）。西医诊断：血管神经性头痛。

治法：滋补肝肾，养血活血，缓急止痛。

处方：四物汤合芍药甘草汤加味。

熟地黄 15g，川芎 12g，当归 15g，炒白芍 30g，炙甘草 8g，桃仁 10g，益母草 30g，女贞子 15g，山萸肉 15g，杜仲 12g。6 剂，水煎服，月经前 6 日开始口服，每日 1 剂。

二诊：2014 年 3 月 7 日。此次月经前后头痛未作，乏力、腰膝酸软，但感稍有上火，咽痛，上方加牛蒡子 10g，冬凌草 15g。6 剂，服法同上。

三诊：2014 年 3 月 30 日。本次月经前后头痛仍未发作，咽痛，仅劳累后感乏力、腰膝酸软，舌脉同前。初诊方药 6 剂，服法同上。

四诊：2014 年 4 月 25 日。患者已无明显不适，乏力、腰膝酸软等症均消失，月经量较既往增多，经色基本正常，续服初诊中药 6 剂，服法同上。

按语：本案头痛日久不愈，月经量少，伴乏力、腰膝酸软，舌质淡，苔薄白，脉弱，系阴血亏虚不能上荣所致。《兰室秘藏·头痛门》载："血虚头痛，当归、川芎为主。"本方以四物汤为基础加味，当归补血养肝，熟地黄滋阴补血，白芍养血柔肝，川芎活血行气、畅通气血，白芍、炙甘草酸甘化阴、缓急止痛；桃仁、益母草活血调经，女贞子、山萸肉、杜仲补肾滋阴。全方补而不滞，滋而不腻，共奏补肾滋阴、养血活血之效。

郭教授临证善用芍药甘草汤治疗各种痉挛性病症。本案患者血管神经性头痛，经治疗后头痛未作，疗效颇佳，但应注意，芍药甘草汤对于血管痉挛性头痛（即血管收缩性头痛）效果较好，对血管扩张性头痛则效差。辨证应注意前者因血管收缩而面色苍白，且多表现为紧缩样跳痛的特点，后者则因血管扩张而面色多泛红。

案7 李某，女，65岁。2019年6月20日初诊。

主诉：左侧偏头痛5个月。

现病史：偏头痛病史经年，急躁时更易发作，近5个月发作频繁，疼痛加重，现左侧头部每天均有阵发性拘紧疼痛，不欲睁眼，相关检查无异常发现，伴有颈椎疼痛，脘腹胀痛，嗳气、反酸，晨起口苦，便秘。舌质暗红，苔白，脉弦数。

中医诊断：头痛；胃痛（肝郁化火，经络拘急证）。西医诊断：神经性头痛；反流性胃炎？

处方：芍药甘草汤、失笑散合金铃子散加味。

炒白芍30g，生甘草10g，五灵脂15g，蒲黄10g，延胡索15g，川楝子9g，川芎20g，葛根15g，炒栀子10g，黄芩10g，枳实15g，厚朴10g，炒决明子15g。7剂，水煎服。

二诊：2019年6月27日。1周来仅头痛1次，程度减轻，胃痛未作，嗳气反酸、颈椎疼痛减轻，上方葛根加至25g，加炒牵牛子6g。7剂，水煎服。

三诊：2019年7月4日。其间头仅感觉不适1次，未有痛感，胃痛、嗳气等症基本消失，大便正常。舌质稍暗红，苔薄白，脉稍弦。

处方：炒白芍 30g，生甘草 10g，延胡索 15g，川楝子 9g，川芎 20g，葛根 15g，炒栀子 10g，枳实 15g，厚朴 10g，炒决明子 15g。12 剂，水煎服。

四诊：2019 年 8 月 1 日。近半个月头痛未作，胃胀痛、嗳气等症均消失，大便稍干。舌质淡红，苔薄白，脉稍弦。

处方：炒白芍 30g，生甘草 10g，延胡索 15g，川楝子 9g，川芎 15g，枳实 15g，厚朴 10g。炒决明子加至 20g。15 剂，水煎服。

按语：头痛可见于多种急、慢性疾病，多因六淫外袭或内伤，致脉络绌急或失养，清窍不利，或外伤跌仆，络脉瘀阻而痛。本案平素常有情志不畅，或性情急躁，久致肝郁化火，火邪上扰清空而头痛拘紧，晨起口苦；热结于内，壅积肠胃，气滞不行，腑气不通，故脘腹胀痛，嗳气反酸，大便秘结，为热郁内结，上扰清空证，治以芍药甘草汤。炒白芍、生甘草调和肝脾，缓急止痛；失笑散之五灵脂、蒲黄活血祛瘀，通络止痛；金铃子散之川楝子、延胡索疏肝泄热，活血止痛；川芎、葛根活血止痛，清利头目；炒栀子、黄芩苦寒，清泻肝胆郁火；枳实、厚朴、炒决明子降气消滞，润肠通便。诸药合为活血止痛、清泄郁热之剂，郁热清，络脉通而头痛、胃痛等症愈。

案 8 许某，男，48 岁。2011 年 5 月 6 日初诊。

主诉：反复吞咽食物困难近 30 年，加重 2 年。

现病史：患者于 1982 年无明显诱因出现吞咽食物困难，当时未予治疗，1991 年在郑州某医院就诊，食管造影结果提示钡剂通过食管时，见食管下端明显变窄呈鸟嘴样，其食管上段明显扩张，诊断为"贲门失弛缓症"，口服西药1个月效果欠佳（具体药物不详）。1996年至北京某医院治疗，经服西药基本无效（具体药物不详），之后未予诊治，症状一直未见缓解。近2年来吞咽困难加重，进食后觉胸骨后胀闷不适，时轻时重，有时平卧位时呕吐隔夜食物，望之神疲形瘦。半个月前电子胃镜检查见食管中上段黏膜粗糙，可见大量食物潴留，管腔扩张，近贲门部管腔狭窄，但内镜能够通过，血管纹理紊乱，胃底黏膜光滑，可见食物潴留，胃窦黏膜充血水肿，见陈旧性出血点，幽门圆，开放欠佳。结果提示为：①贲门失弛缓症；②慢性浅表性胃炎。自述每日只能进少许半流质食物，进固体食物时吞咽不畅，吞咽一次需饮水一口以助咽下，遇生气及饮酒后加重，伴有反酸、烧心症状，平素不敢多食，进食后食物上涌，大便不成形，每日1次。舌质暗红，苔薄白，脉弦。

中医诊断：噎膈（肝郁气结，痰滞血瘀）。西医诊断：①贲门失弛缓症；②慢性浅表性胃炎。

处方：芍药甘草汤、金铃子散合丹参饮加味。

炒白芍30g，炙甘草10g，延胡索15g，川楝子9g，丹参25g，檀香5g，砂仁5g，白及10g，乌贼骨15g，煅瓦楞子15g，莪术10g，三棱10g，清半夏10g。7剂，水煎服。嘱其情志舒畅，勿食辛辣刺激食物。

二诊：2011年5月13日。反酸、烧心消失，仍有吞咽困难。炒白芍量增为40g，加炒牵牛子3g。7剂，水煎服。

三诊：2011年5月20日。患者反酸、烧心症状未再出现，进食后食物上涌症状好转，但吞咽困难缓解不明显。上方药继服 20 剂，加用中药颗粒剂：白蔻仁颗粒 1 包（1g），厚朴颗粒 1 包（3g），沉香颗粒 1 包（1g）。嘱患者饭前冲服，每日 2 次。

四诊：2011 年 6 月 13 日。服上药 1 周后吞咽困难自觉有所好转，连续服药 20 天后咽食明显好转，能够连续进食一个馒头而不依赖开水冲送，食量亦有所增加，效不更方，继服 7 剂。

五诊：2011 年 6 月 20 日，患者吞咽、进食进一步好转，未再出现哽噎不适症状，继服原方 30 剂以善后。嘱保持心情舒畅，调整生活习惯。

按语： 贲门失弛缓症属于中医"噎膈"范畴，中医认为病因主要与饮食不节、七情内伤、久病年老等有关，如《济生方·噎膈》篇载："倘或寒温失宜，食饮乖度，七情伤感，气神俱扰……结于胸膈则成膈，气流于咽嗌则成五噎。"其病位在食道，属胃气所主，与肝、脾、肾相关，基本病机为气、痰、瘀交结，阻隔于食道、胃脘而致。本例辨证病机为肝郁气结，痰阻血瘀，治疗主以理气解郁、健脾化痰、活血消瘀，使气顺痰消，血行瘀散而病解。该患者病情遇情志不调则加重，结合脉弦之象，气郁之象较显，再则噎膈属气机升降失常之病证，因此选用：金铃子散之延胡索、川楝子以疏肝活瘀，调畅气机；丹参饮之丹参、檀香、砂仁合三棱、莪术活血化瘀，行气止痛，三棱、莪术本为破血之品，郭教授临床经验认为其用量 10g 以下活血而不破血；芍药甘草汤以调和肝脾，缓急止痛，配合清半夏以化痰降逆，止呕散结。全方行气、消瘀、化痰之法悉具，正如《临证指南医案·噎膈反胃》徐灵胎评注："噎膈之证，必有瘀血、顽痰、逆气阻胃气，其已成者，百无一治。其未成者，用消瘀祛痰降气之药，或可望其通利。"临证时，郭教授以白及、乌贼骨、煅瓦楞子三药联用以中和胃酸，保护胃黏膜，少佐炒牵牛子以收化痰消积之效。经以上治疗效仍不显，便加用中药颗粒剂以促进局部温通，白蔻仁理气宽中燥湿，厚朴行气消积降逆，沉香善于行气降气，《本草经疏》认为本药"治冷气，逆气，气结，殊为要药"，三种颗粒联合加少许温水冲服能更好地作用于局部，加强行气降逆力度，配合辨证论治汤剂。全方标本兼治，斡旋升降，消痞散结，疏利肝胆，活血化瘀。

由于本病为难治之疾，郭教授治疗此类疾病有有效者，亦有不效者，还有配合外治脐针而获效者，而本案的治疗不仅着眼于整体的辨证论治，而且考虑局部的温通治疗。

（二）跟师体会

1.芍药甘草汤为医圣张仲景经典方剂之一，历代医家对该方极为推崇。如清·陈修园将之概括为"芍甘四两各相均，两脚拘挛病在筋，阳旦误投热气烁，苦甘相济即时伸"；《朱氏集验方》记载芍药甘草汤可治疗脚弱无力、行步艰难，因疗效显著，又形象地称其为"去杖汤"；《医学心悟》谓其"主腹痛如神"；黄元御著《长沙药解》载其"最消腹里痛满，散胸胁之痞热，伸腿足之挛急"；唐容川著《伤寒论浅注补正》中载"芍药味苦，甘草味甘，甘苦合用，……大补阴血，血得补则筋有所养而舒"。方中芍药酸寒，养血敛阴，柔肝止痛；甘草甘温，健脾益气，缓急止痛。二药相伍，酸甘化阴，调和肝脾，解痉止痛，主治津液受损，阴血不足，筋脉失濡所致诸症，具有组方配伍之巧、药力专攻之精、酸甘相宜之妙，若临床辨证得宜，对挛急所致的多种病证常获良效。

2. 郭教授在应用芍药甘草汤时，一般白芍用至 30g 以上。生白芍偏于平肝敛阴，炒白芍偏于缓急止痛，故治疗此类疾病，多用炒白芍。甘草生用偏于清火解毒，炙用偏于健脾益气，故在此用炙甘草，一般多用 10g 以上，《汤液本草》载"甘者令人中满，中满者勿食甘，甘缓而壅气，非中满所宜也"，故对于见有中满壅滞者，当需慎用或少用。

3.《神农本草经》载芍药"除血痹，破坚积"，《名医别录》载芍药"主通顺血脉，缓中，散恶血，逐贼血"，《珍珠囊》载芍药"和血脉"，故芍药甘草汤对瘀血阻络，经脉失养之挛急疼痛联合化瘀通络药效果亦佳。

4. 芍药甘草汤解痉止痛效果好，尤其适用于功能性疾病，但对于一些器质性疾病所引起的疼痛，必须诊断明确，应排除梗阻、穿孔、心绞痛及内出血等危及生命的疾病，当查明病因，以免延误病情。

5. 现代药理研究显示，白芍的主要成分为芍药苷，与甘草协同发挥作用，能显著抑制平滑肌、骨骼肌的收缩，对全身内外肌肉痉挛引起的疼痛有良好的解痉镇痛效果；其对躯体、四肢、各种平滑肌性脏器组织（如胃肠、膀胱、尿道、胆囊、子宫、输卵管、气管、血管等部位）的平滑肌挛急均有镇静作用；对正常状态和亢进状态下的小鼠肠平滑肌、家兔输尿管平滑肌、家兔膀胱平滑肌等均具有解痉作用。

三、学习郭教授以"枳术汤方"加味组方治疗脾胃病证

在郭教授治疗脾胃病的诸方药中，尤以张仲景的枳术汤与张元素的枳术丸方义组成的"枳术汤方"加味组方治疗应用频次最多，疗效颇佳。

（一）二方的来源、方义分析及辨证加减

枳术汤载于《金匮要略》，由"枳实七枚，白术二两"组成，治疗"心下坚，大如盘，边如旋盘，水饮所作"。方中重用枳实，取其攻逐停饮、散结消痞作用，用白术培土制水，以补为辅，使攻而不伤正，用于饮停心下之证。张元素改变方中白术、枳实的比例，改汤为丸，称为枳术丸。如李东垣在《内外伤辨惑论·卷下》记载枳术丸"治痞，消食，强胃。白术二两，枳实麸炒黄色，去穰，一两，上同为极细末，荷叶裹烧饭为丸，如梧桐子大，每服五十丸，多用白汤下，无时"。方中白术用量倍于枳实，则以补脾为主，消痞为辅。同时配荷叶芬芳升清，以之裹烧。又用米饭为丸，与白术协力，则更能增强其养胃气的作用，用于脾不健运，饮食不消之证。故枳实、白术用量及加荷叶的差异，决定了的临床治疗侧重点的不同。

（二）药物精专，方义恰中脾胃纳化升降失常的病机特点

脾胃同居中焦，互为表里，胃主受纳腐熟，脾主运化转输，脾主升清，胃主降浊，二者纳化升降相辅相成，共同完成饮食物的消化吸收及精微的输布，以化生气血，充养五脏六腑、四肢百骸，维系生命活动的正常进行。正如《临证指南医案》华岫云按："纳食主胃，运化主脾，脾宜升则健，胃宜降则和。"《不居集》言："人之一身，脾胃为主。胃阳主气，脾阴主血。胃司受纳，脾司运化。一纳一运，化生精气……，斯无病也。"

若脾胃纳运升降失常，胃失受纳，脾失健运，脾气当升不升，胃气当降不降，可致胃痞、纳差、胃缓、泄泻等症；胃失和降，胃气上逆，可见嗳气、呕吐、反胃等；若波及五脏六腑则引起诸多疾病，如土不生金、肺气不足，土不制水、肾水泛滥，土虚木郁，血不养肝，脾虚血亏、血不养心等；或者中焦升降失常，引起全身气机失畅而致诸多疾病。故李东垣提出了"内伤脾胃，百病由生"的观点，《临证指南医案》华岫云按："脾胃之病，虚实寒热，宜燥宜润，固当详辨，其于升降二字，尤为紧要。"故中焦脾胃纳运升降功能正常，不但是维系脾胃生理功能的基础，亦是全身五脏六腑功能正常运转基本的、重要的条件之一。由于脾胃病的病机核心是纳运升降失常，故治疗脾胃病即在恢复脾胃纳运升降的正常功能，郭教授认为枳术汤、枳术丸中主药白术健脾益气助运，重在健脾，枳实行气降气除胀，重在治胃，荷叶升脾胃之清

阳，化脾胃之湿浊，其三药的功用方义及证治正是符合了脾胃纳运升降失常的核心病机，故郭教授常综合二方的方义，并以白术（生白术、炒白术）、枳实（或枳壳）加味组成"枳术汤方"的系列方药，作为治疗因脾胃纳运升降失常所致诸多疾病的基本方药，并随证加减化裁，则效果显著。

（三）临床应用

由于脾胃病病症多种，病机复杂，郭教授尤喜以此二方作为治疗脾胃疾病的引领方药，根据脾胃疾病在临床上常出现的病症，设立枳术健脾方、枳术行气方、枳术活瘀方、枳术消食方、枳术化痰方、枳术止呕方、枳术止酸方、枳术通腑方等，治疗胃痛、胃痞、纳差、呕吐、反酸烧心、便秘等症，疗效显著。

（四）临床验案

案 1 郜某，女，22 岁。2018 年 11 月 7 日初诊。

主诉：便秘 20 余年。

现病史：自述自幼即排便无规律，一般 3～4 天 1 次，因幼时认为这是正常现象，故未曾治疗而后渐致大便干结。现 4～5 天 1 次，平素感到无排便意识。大便干，排便困难，与饮食关系密切，食辛辣易腹泻，吃凉食、遇饥饿或多食时胃绞痛，易烦躁，胃怕凉，内热大。舌质淡红，苔薄白，脉弦细。

中医诊断：便秘（气虚失运，肠失润养证）。西医诊断：慢性功能性便秘。

处方：枳术通便方合增液汤加减。

生白术 50g，枳实 15g，厚朴 15g，元参 15g，生地 15g，麦冬 15g，炒决明子 20g，炒莱菔子 30g，杏仁 10g，紫菀 15g，当归 15g，桃仁 10g。14 剂，水煎服。

润肠通便浓缩丸备用，若服此方仍不排便则服之。嘱患者平素多吃蔬菜、水果，养成定时排便的意识。

二诊：2018 年 11 月 22 日。服药期间排便正常，症状消失，嘱其 1 剂药分为 2 天服，并逐步减量。14 剂，水煎服。

三诊：2018 年 12 月 18 日。现大便 2 天 1 次，排便顺畅，便质可。14 剂，水煎服。在此基础上继续逐步减量，至逐渐停药。

按语：临床上便秘常见三种情况。一是秘结不通，排便周期延长；二是周期不长，但粪质干结，排出艰难；三是粪质并不干硬，虽有便意，但排便不畅。其病机主要是各种因素致使肠道传导失司，其病位在大肠，与五脏关系密切。其治疗应根据虚实寒热之不同而采用相应的治法，正如《景岳全书·秘结》曰："阳结者邪有余，宜攻宜泻者也；阴结者正不足，宜补宜滋者也。"本案病史较长，病久脾肺气虚，脾胃纳运失常，中焦气机不畅，大肠传导失常，而大便燥结，燥结又复伤耗阴津，加之饮食失宜，形成虚实夹杂的病机与证候。对于本案便秘的治疗，郭教授注重脾胃功能，认为中焦气机调畅，脾胃升降功能正常，则肠道传导功能才能正常。《素问·五脏别论》云："水谷入胃则胃实而肠虚，食下，则肠实而胃虚。"这种虚实更替是胃气下行、肠腑畅利正常功能发挥的表现。在治疗中，郭教授运用枳术通便方合增液汤加减。其枳术通便方中枳实与白术调畅中焦气机,并且重用白术,《本草正义》云其"最富脂膏,故虽苦温能燥,而亦滋津液"。本例患者白术用至50g;当归、桃仁补血活血;厚朴下气除满;炒决明子、炒莱菔子、杏仁、紫菀为枳术通便方中之药,《日华子本草》载决明子"清肝明目,利水通便",《本草纲目》载莱菔子"长于利气",《本草便读》载杏仁"凡仁皆降,故功专降气,能润大肠",《本草从新》载紫菀"苦能下达,辛可益金……虽入至高,善于达下",用紫菀通便取其降肺气的作用,有提壶揭盖之意;《医经精义·脏腑之官》载:"大肠之所以能传导者,以其为肺之腑,肺气下达故能传导。"玄参、麦冬、生地黄为增液汤以滋阴润燥。全方为伍,使中焦气机通畅,气血津液充足,肺之肃降正常,则便秘痊愈。

案2 贾某,男,74岁。2020年8月14日初诊。

主诉:胃胀纳差8年。

现病史:12年前于郑州某医院行胃切除术(3/5),平素易反酸,嗳气,纳食可。前几日饭后胃胀不思食,时欲呕,头晕,继之头痛,嗳气,口干不苦,胃不痛,无烧心、反酸,大便干。舌质淡,苔稍腻,脉细弱。

中医诊断:胃胀(脾胃气虚,食滞内停证)。西医诊断:胃癌术后;功能性消化不良。

处方:枳术消食方加味。

麸炒枳壳20g,白术20g,炒麦芽30g,神曲15g,鸡内金12g,炒牵牛子3g,天花粉15g,莪术10g,炒决明子15g,炒莱菔子10g,川芎12g,炒白芍20g,竹茹10g,砂仁8g。7剂,水煎服。

二诊：2020年8月23日。胃胀消失，饮食正常，胃不痛，大便已软，头晕头痛明显减轻，上方继服14剂。

三诊：2020年9月13日。纳食可，大便软，无腹胀，未感头晕痛等症。

处方：太子参15g，麸炒枳壳20g，白术20g，炒麦芽30g，神曲15g，鸡内金12g，炒牵牛子3g，莪术10g，炒莱菔子10g。14剂，水煎服。

按语： 本案为老年男性，术后致脾胃亏虚，食滞血瘀内停，中焦气机不畅，升降失司而致本证。正如《证治汇补·痞满》所言："大抵心下痞闷，必是脾胃受亏，不能运化为患。"《医学正传》云："故胸中之气，因虚而下陷于心之分野，故心下痞，宜升胃气，以血药兼之。"郭教授立健脾消食化瘀、升清降浊消痞之法，以枳术消食方为主加味治之。方中枳壳、白术健脾和胃，调畅中焦气机；太子参健脾益气；鸡内金、神曲、炒麦芽、炒牵牛子、炒莱菔子消食化滞；川芎、莪术活血化瘀通络，其中川芎为治头痛之要药，竹茹、砂仁醒脾和胃止呕。经月余治疗，患者脾胃功能渐复，中焦气机调畅，身体逐步康复，诸症消失。

案3 李某，女，24岁。2018年11月5日初诊。

主诉：呕吐恶心1周余。

现病史：1周前因饮食不适，饱食油腻后出现呕吐、恶心，而后每日晨起进食后即恶心、呕吐，纳差，不思食，伴有嗳气及咽喉部堵塞感，偶有反酸。大便溏薄，量少，日3～4次。舌质淡，苔白体稍胖大，脉细弱。

中医诊断：呕吐（饮食伤中，脾失健运，胃失和降）。

处方：枳术止呕方合枳术消食方加减。

炒白术 20g，枳壳 12g，姜半夏 10g，砂仁 10g，竹茹 10g，炒麦芽 30g，神曲 15g，鸡内金 15g，香附 15g，郁金 15g，柿蒂 20g，刀豆子 30g，芡实 20g，诃子 15g。7 剂，水煎服。

二诊：2018 年 11 月 13 日。服上方后呕吐、恶心、嗳气消失，睡眠改善，咽部堵塞感减轻，大便日 2 次，便质正常，病情好转。上方去芡实，加柴胡 9g。7 剂，水煎服。

按语：本案饮食失宜，损伤脾胃，致脾失健运而泻，胃失和降而呕。治当消食化滞，恢复脾胃纳运升降之能。方中炒白术、枳壳健脾补中、和胃降逆，促使脾胃恢复纳运升降；合姜半夏、砂仁、竹茹为枳术止呕方主方以助消食；与炒麦芽、神曲、鸡内金为枳术方消食主方以降逆止呕；加香附、郁金以疏散郁滞，缓解咽喉部之堵塞感；柿蒂、刀豆子以降逆止嗳气；芡实、诃子以健脾止泻。诸药各司其职，各寓其能而发挥治疗作用。

案 4 李某，女，17 岁。2018 年 7 月 23 日初诊。

主诉：大便不畅 5 年余。

现病史：患者为住校学生，5 年前因生活饮食不规律，出现大便不畅，常 3～4 日 1 次，大便前干后软，以前干为甚而排便时困难，伴腹胀、口干。服通便润肠之药如麻仁胶囊、复方芦荟胶囊等，连服数天可稍好，停服药物则如故。舌质淡红，舌苔稍厚，脉稍弦。

中医诊断：便秘（气机郁滞，肠道燥结证）。

处方：枳术行气方、枳术通腑方合增液汤加减。

生白术 45g，枳实 18g，厚朴 15g，乌药 15g，木香 15g，炒决明子 20g，炒莱菔子 15g，紫菀 15g，玄参 10g，生地黄 10g，麦冬 10g。7 剂，水煎服。并嘱患者多饮水，多食蔬菜，养成定时排便习惯。

二诊：2018 年 7 月 30 日。服药后当日晚大便即通，药服期间每日均可排便，口已不干，腹已不胀且感舒适。上方去玄参、生地黄、麦冬。7 剂，水煎服。医嘱同上。

三诊：2018 年 8 月 6 日。大便日 1 次，干稀适中，别无其他不适。

生白术 45g，枳实 18g，厚朴 15g，乌药 15g，炒决明子 20g，炒莱菔子 15g。7 剂，水煎服。1 剂药分为 2 日服。嘱患者仍注意多饮水，多食蔬菜，定时如厕排便。

四诊：2018 年 8 月 20 日。大便仍日 1 次，无其他不适。患者水煎服药不便，改为颗粒剂冲服。

生白术 20g，枳实 12g，厚朴 10g，乌药 10g，炒决明子 15g，炒莱菔子 15g。颗粒剂冲服，每日半剂（1 格），1 日 1 次。继续养成定时排便的习惯，且逐步停药。

按语：本案患者为住校生，因饮食失宜、久坐少动致肠腑气机郁滞、燥结内生，耗伤阴津而为本病。围绕气滞、燥结、阴伤之病机，选用枳术行气方、枳术通腑方合增液汤加减治之。药取生白术、枳实、厚朴、乌药、木香降气通腑；炒决明子、炒莱菔子、紫菀润肠通便；玄参、生地黄、麦冬滋阴增液；因非实热燥结之顽症，故以枳术汤方类治之获效。同时，对于此类病症，除告诫患者饮食生活宜忌外，治疗时还需注意采用递减服药法，使患者逐步恢复其肠道正常的排便功能，以达停药后亦可正常排便的目的。

案5 李某，男，59岁。2019年1月3日初诊。

主诉：胃痛于饭后加重4年余。

现病史：自述因饮酒后引起胃痛，4年来一直未愈。现饭后胃痛加重，胃胀，时有胸闷、嗳气，右胁痛，痛连后背，纳差，口干，大便不畅，排便量少，并因颈椎病时发眩晕。2018年9月10日曾查胃镜提示：散在充血糜烂性胃炎。舌质稍红，苔薄白，脉弦。

中医诊断：胃痛（脾虚血瘀，肝胃气滞证）。西医诊断：充血糜烂性胃炎。

处方：失笑散、金铃子散、枳术行气方合枳术消食方加减。

生白术20g，枳壳20g，五灵脂9g，蒲黄9g，延胡索12g，川楝子9g，香附20g，厚朴15g，乌药15g，炒莱菔子30g，炒麦芽30g，神曲15g，鸡内金15g，炒牵牛子3g，白及10g，天麻10g，钩藤15g。

21剂，水煎服。

二诊：2019年1月24日。疼痛减轻约大半，偶有胃痛，胃胀、嗳气已消失，时有后背不适，夜间口干，大便已畅，纳眠可，仍时常眩晕。颈椎引起的眩晕非一般单纯以口服药物可在近日内痊愈，故去天麻、钩藤。21剂，水煎服。

三诊：2019年2月14日。服药后胃痛基本消失，时有后背不适，夜间口干，大便畅。

处方：生白术20g，枳壳20g，生山药30g，延胡索12g，川楝子9g，香附20g，厚朴15g，乌药15g，郁金15g，炒麦芽 30g，鸡内金 15g。21 剂，水煎服。

按语： 胃为水谷之腑，以通为用，以降为顺。外邪、饮食、情志等均可导致胃失和降，不通则痛。龚廷贤《寿世保元·心胃痛》说："胃脘痛者，多是纵恣口腹，喜好辛酸，恣饮热酒煎煿……"《杂病源流犀烛·胃病源流》谓："胃痛，邪干胃脘病也。……唯肝气相乘为尤甚，以木性暴，且正克也。"本例病程日久，脾胃受损，中焦气机郁滞，胃气不降则痛；土壅木郁，肝气犯胃则痛；气滞日久，瘀阻胃络，不通亦痛。《临证指南医案》载："胃痛久而屡发，必有凝痰聚瘀。"郭教授在治疗慢性胃痛中尤其注重活血化瘀药物的应用，认为气滞、气虚、久病等多种因素均可致瘀，活血化瘀药当酌情贯穿于慢性胃炎的终始。本案采用健脾活瘀、行气止痛法为主治疗。方中生白术、枳壳、生山药健运脾气，顺降胃气；失笑散，金铃子散活血化瘀；合行气方中之香附、厚朴、乌药疏肝行气；与消食方中之炒麦芽、神曲、鸡内金、炒牵牛子、炒莱菔子健胃消食；白及收敛止血，消肿生肌，《神农本草经》记载："主痈肿，恶疮，败疽，伤阴死肌，胃中邪气。"方药针对病机，药证相宜，使病症痊愈。

案 6 冯某，女，26 岁。2018 年 12 月 5 日初诊。

主诉： 胃胀痛 1 个月。

现病史： 患者自述于 1 个月前无明显原因出现饭后胃痛，多食、快食后胃痛尤甚，胃脘部痞满，纳食后不易消化，口中异味，食辛辣食物后烧心，咽干，胃脘部怕凉，内热不大。2018 年 10 月 31 日在省某医院做胃镜示：慢性浅表性胃炎伴糜烂；胃多发性息肉。舌质淡，苔稍厚腻，脉稍弦。

中医诊断：胃痛（脾胃虚弱，气血不畅证）。西医诊断：慢性浅表性胃炎伴糜烂；胃多发性息肉。

处方：失笑散、枳术消食方合枳术止酸方加减。

五灵脂 9g，蒲黄 9g，生白术 20g，枳壳 15g，茯苓 20g，炒麦芽 30g，神曲 15g，鸡内金 15g，炒牵牛子 3g，海螵蛸 10g，煅瓦楞子 15g，浙贝母 9g，炙甘草 6g，莪术 10g，白及 10g。14 剂，颗粒剂冲服。

二诊：2018 年 12 月 19 日。饭后胃脘部隐痛减轻，纳食后不易消化，其他消化系病症已消失。唯近两日因鼻炎鼻塞不通，自觉咽中有异物梗阻。上方去神曲、炒牵牛子，加辛夷 10g，木蝴蝶 10g。

处方：五灵脂 9g，蒲黄 9g，生白术 20g，枳壳 20g，茯苓 20g，炒麦芽 20g，神曲 12g，鸡内金 12g，海螵蛸 15g，煅瓦楞子 15g，浙贝母 10g，炙甘草 5g，莪术 10g，白及 10g，辛夷 10g，木蝴蝶 10g。14 剂，颗粒剂冲服。

三诊：2019 年 1 月 2 日。胃痛消失，消化不良较前明显好转，矢气较多，夜寐一般，时有多梦。无鼻塞、咽中异物梗阻，上方去辛夷、木蝴蝶。

处方：蒲黄 9g，五灵脂 10g，生白术 20g，枳壳 15g，茯苓 20g，炒麦芽 20g，神曲 12g，鸡内金 12g，炒牵牛子 3g，海螵蛸 15g，煅瓦楞子 15g。14 剂，颗粒剂冲服。

四诊：2019 年 1 月 16 日。服药后胃部无疼痛、胃胀，纳食可，嗳气基本消失，别无不适，唯舌苔仍较厚腻。处方调整如下，以三仁汤合枳术活瘀方加减以化湿邪，消息肉为主。

处方：杏仁 10g，白蔻仁 10g，生薏苡仁 30g，藿香 10g，佩兰 10g，茯苓 15g，姜半夏 10g，淡竹叶 10g，厚朴 12g，三棱 8g，莪术 8g，皂角刺 8g。14 剂，颗粒剂冲服。

五诊：2019 年 1 月 30 日：患者无不适感，厚腻苔舌前部减退，舌根部仍较厚，上方加生白术 20g、枳壳 15g，三棱、莪术各加量为 10g，寓枳术活瘀方义。

处方：白术 20g，枳壳 20g，三棱 10g，莪术 10g，皂角刺 8g，藿香 10g，佩兰 10g，杏仁 10g，茯苓 15g，白蔻仁 10g，生薏苡仁 30g，姜半夏 10g，淡竹叶 10g，厚朴 12g。14 剂，颗粒剂冲服。

六诊：2019 年 2 月 14 日。患者无不适感，厚腻苔舌前部减退，舌根部仍较厚，上方继服，14 剂，水煎服。

七诊：2019 年 3 月 2 日。患者无不适感，厚腻苔较前明显变薄，上方继服 21 剂。

八诊：2019 年 3 月 24 日。复查胃镜结果提示：慢性浅表性胃炎，胃息肉已消失。

按语：胃主受纳、腐熟水谷，其气以和降为顺，若外邪、饮食、情志等因素均可引起胃气阻滞，胃失和降而发生胃痛，其治疗原则为理气和胃止痛，并根据病因不同辨证治疗。《景岳全书·心腹痛》篇载："胃脘痛证，多有因食，因寒，因气不顺者……所以治痛之要，但查其果属实邪，皆当以理气之要。"《临证指南医案·胃脘痛》篇载："初病在经，久痛入络，以经主气、络主血，则可知其治血之当然也。"本例因饮食不节，引起脾胃虚弱，运化失职，气机阻滞，发生胃痛。病程日久，脾虚失运，气机不畅，痰湿内生，血行不畅，以致痰湿瘀血凝结则息肉形成。治疗先后以健脾、消食、活瘀、化痰诸法为主。取失笑散、枳术消食方、枳术止酸方、三仁汤合枳术活瘀方加减，使患者脾胃功能恢复，中焦气机调畅，气滞、血瘀、痰湿等病理因素悉除，而胃痛等症及息肉消失。

案7 冷某，男，25岁。2020年7月15日初诊。

主诉：恶心、食入即吐，腹胀、嗳气半年余。

现病史：患者自述半年前不知原因出现恶心、食入即吐，腹胀，嗳气，食物不下，阻塞于胃脘部，甚感难受，因几年前抽烟多，现闻烟味即吐，为此，曾做两次胃镜，第一次示糜烂性胃炎；第二次示胃炎（糜烂已愈），有咽喉异物感，喜暖怕凉，消化不良，口干不苦，乏力消瘦，嗜卧不起，近半年经中西药及住院治疗效果不佳。现恶心、食入即吐，伴有腹胀、嗳气、乏力，体重由70kg下降至40kg余，面色萎黄。舌质淡红，舌苔厚，脉细弱。

中医诊断：呕吐（中气亏虚，胃气上逆证）。西医诊断：慢性胃炎。

处方：枳术止呕方合枳术消食方。

麸炒白术20g，枳壳20g，姜半夏12g，生姜3片，桂枝6g，茯苓20g，炒麦芽30g，神曲15g，鸡内金15g，木香12g，乌药15g。14剂，颗粒剂冲服。

二诊：2020年8月7日。胃胀稍减轻，恶心呕吐消失，口干消失，仍咽喉不适，有异物感，纳眠可，二便调。饭后仍胃胀嗳气，胃稍怕凉。

处方：上方加蝉蜕5g，木蝴蝶10g，射干10g。14剂，颗粒剂冲服。

三诊：2020年8月20日。稍感胃胀，不消化，咽喉不适，肠鸣，咽喉异物感减轻，纳眠可，大便不成形，时腹泻，时嗳气，胃怕凉消失。已无恶心，能食 1 碗饭，自觉饮食已可。

辅助检查：肝胆胰脾彩超未见异常；甲状腺功能正常；甲状腺左侧叶低回声结节。

处方：上方去生姜，加莪术 6g，三棱 6g。14 剂，颗粒剂冲服。

四诊：2020 年 9 月 14 日。患者无恶心等症，纳食可，更方以健运脾胃善后。香砂六君子汤合枳术汤加减。

处方：党参 15g，炒白术 20g，茯苓 15g，姜半夏 10g，陈皮 9g，木香 10g，炒麦芽 30g，鸡内金 15g，枳壳 15g。14 剂，颗粒剂冲服。

按语：《素问·举通论》曰"寒气客于肠胃，厥逆上出，故痛而呕也"。《诸病源候论·呕吐候》篇载："呕吐之病者，由脾胃有邪，谷气不治所为也，胃受邪，气逆则呕。"所以呕吐的病机为胃失和降，气逆于上。病位在胃，与肝、脾、胆关系密切。《景岳全书》载："呕吐一证，最当详辨虚实。"本案患病日久，脾胃气虚，纳运无力，故出现胃胀、嗳气，纳差食少；胃虚气逆则出现呕吐；久则气虚及阳则怕冷喜暖；脾胃纳运失常，水湿不能运化输布，聚而为痰，痰湿凝滞咽部则出现咽部异物感。治宜温中健脾助运，和胃降逆止呕为主。方选枳术止呕方合枳术消食方加减。方中炒白术、枳壳、茯苓、半夏、生姜温中健脾、和胃止呕；《备急千金要方》载"凡呕者，多食生姜，此是呕家圣药"；炒麦芽、神曲、鸡内金消食化积；桂枝、木香、乌药温中行气；蝉蜕、木蝴蝶、射干为消痰散结利咽之要药。体会呕吐的治疗当在辨证论治的基础上配合和胃降逆止呕的原则，辨证得当，疗效才能凸现。

（五）跟师体会

1.把握脾胃纳运升降失常的病机特点

胃纳脾运是脾胃的基本功能之一，脾升胃降是脾胃气机运动的基本形式，故其功能正常亦是维系人体生理功能正常进行的基本条件。正如《素问·六微旨大论》载："非出入则无以生长壮老已，非升降则无以生长化收藏。"若脾胃纳运升降失调则清阳之气不能敷布，后天之精不能归藏，饮食水谷无法摄入，废浊糟粕无法排出，则可变生多种病证。据此脾胃生理病理特点，治疗脾胃病宜促进脾胃之纳运、畅达脾胃之气机，使胃得受纳、脾得健运、脾气得升、胃得润降，清升浊降，纳运升降出入有序。枳术汤与枳术丸中白术、枳实（壳）、荷叶一助纳、一助运、一升清、一降浊，正合"胃主受纳，脾主健运""脾宜升则健，胃宜降则和"之理，纳运相助，清升浊降，脾健胃和积消，则病证得除。

2.要根据临床辨证情况灵活选用"枳术汤方"

脾胃病有本证、有标证，本证在于脾胃功能失调导致的脾胃功能的亏虚，标证在于其纳化升降失常引起的气滞、血瘀、痰阻、食滞等所出现的相应病症。在临证中，有本虚证、有标实证，但更多的则为虚实夹杂证，则当详审治之。如脾虚胃滞、纳化失司，兼肝郁气滞者，用枳术行气方加减；兼血瘀者用枳术活瘀方；食滞较甚者，用枳术消食方；兼痰湿者，用枳术化痰方；有呕逆者，用枳术止呕方；有便秘者，用枳术通腑方等。在治疗时，还须权衡诸病证病机的轻重不同，灵活辨证，恰当运用枳术汤方。特别是以脾虚为甚者，突出枳术丸的方义，重用白术加味，大便溏泄选炒白术，便秘用生白术；以胃滞重者，取枳术汤义，重用枳实加味，病情缓、偏于胃气郁滞者用枳壳，病实体壮、偏于肠道燥结者用枳实，而用量则依病情之轻重而酌定。

3. 注重饮食宜忌

要求患者饮食规律，进食容易消化吸收的食物，忌食油腻、辛辣、生冷、粗硬之品，忌烟酒，每餐注意八分饱，并告诫患者避免恐惧、焦虑、抑郁等不良情绪，保持良好的心态、愉悦的心情。这都是郭教授在脾胃病治疗中经常告诫患者的重要事项。